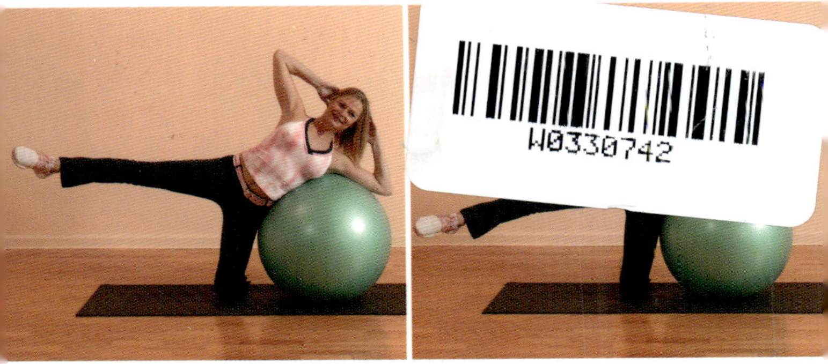

ZIEL: Kräftigt äußere Oberschenkel- und schräge Bauchmuskeln.

1. Starten Sie in Knieposition. Drücken Sie den Ball in eine Hüfte, während Sie den Brustkorb über den Ball bewegen. Schmiegen Sie den Bereich zwischen Hüfte und Becken ganz an den Ball und lehnen Sie sich seitwärts über den Ball, die Hände hinter dem Kopf.

2. Strecken Sie das äußere Bein, heben Sie es dann hüfthoch an, drücken Sie dabei weiter mit dem gegenüberliegenden Arm den Ball in Ihre Taille. Hindern Sie Hüfte und Becken möglichst daran, sich vom Ball weg zu bewegen.

3. Kreisen Sie mit Ihrem gestreckten Bein fünf Mal rückwärts. Machen sie dann fünf Kreise vorwärts. Senken Sie das Bein zum Boden und wiederholen Sie die Übung auf der anderen Seite.

Seitwärtsbeugen mit gestreckten Beinkreisen

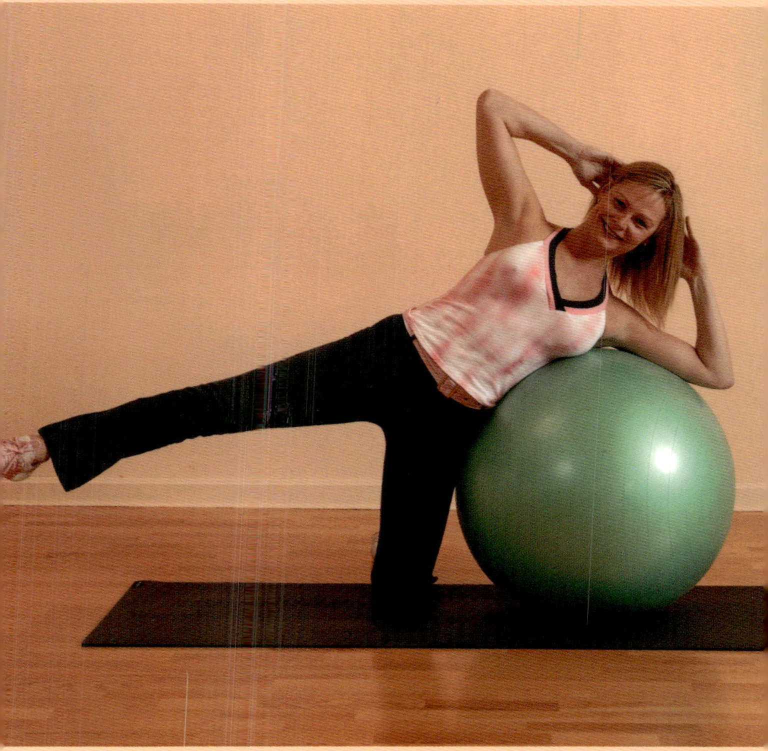

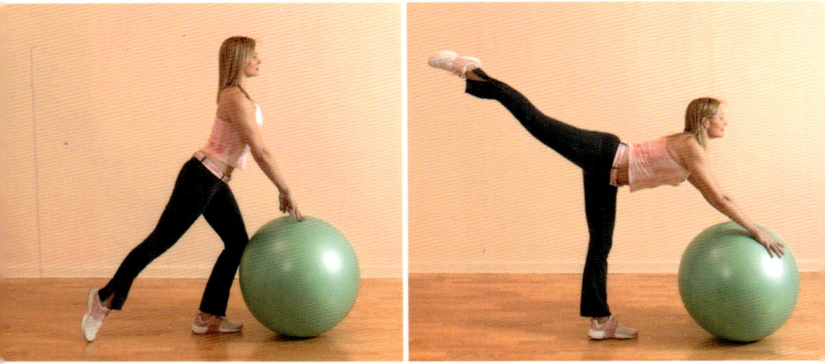

ZIEL: Fördert die Rückenkraft und strafft den Po.

① Stellen Sie sich im Ausfallschritt vor den Ball, beide Hände auf dem Ball. Beugen Sie ein Knie gegen den Ball, die Arme ziehen gleichzeitig den Ball zum Knie. Damit wird durch die Spannung von oberem Rücken und Schulterbereich die für die Balance notwendige Gegenkraft erzeugt.

② Heben Sie das hintere Bein ausgestreckt auf Hüfthöhe. Halten Sie die Hüften gerade, um eine Dehnung auf den Seiten der Hüften und Oberschenkel zu erreichen, die den Körper gegen den Ball stützen. Strecken Sie das untere Bein, rollen Sie den Ball vor sich, der Rumpf streckt sich. Flexen und strecken Sie die Füße des oberen Beins, um die Wadenmuskeln zu aktivieren. Wiederholen Sie die Übung vier Mal auf jeder Seite.

Diese Übung ist sehr anstrengend. Bauen Sie langsam auf. Achten Sie darauf, dass die Arme bei der Rückkehr zur Startposition den Ball zum Körper ziehen, sodass Rücken- und Bauchmuskulatur gemeinsam den Brustkorb oben halten.

Rücken-Hüft-Dehnung im Stehen

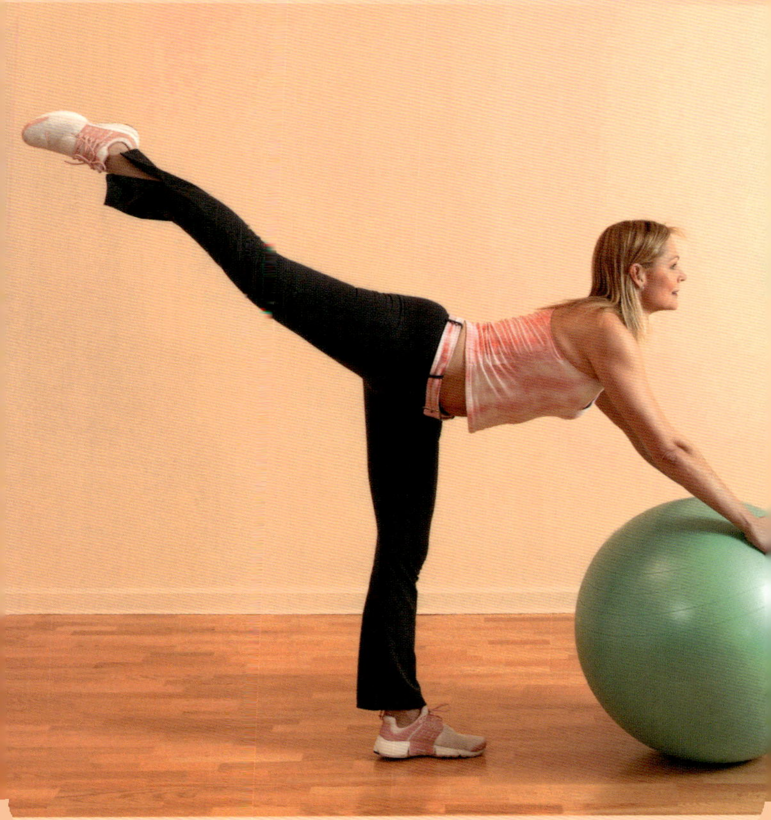

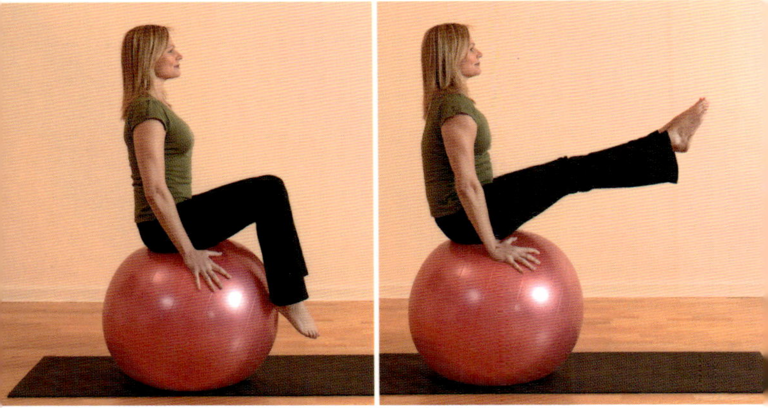

ZIEL: Fordert alle Muskeln des Körpers und stärkt insbesondere den Kraftgürtel.

1. Sitzposition auf dem Ball, Hände an den Hüften, Knie im 90-Grad-Winkel gebeugt, Fersen gegen den Ball gelegt.
2. Strecken Sie langsam Ihre Beine bis zu einer V-Position aus. Halten Sie die Position und das Gleichgewicht einige Atemzüge lang.
3. Kehren Sie zur Startposition zurück. Wiederholen Sie die Übung nach Wunsch oder setzen Sie die Füße gleich sorgfältig auf den Boden.

Dies ist eine der schwierigsten Übungen auf dem Ball. Wenn Sie in der Lage sind, diese Position einzunehmen, wissen Sie, dass Sie wirklich fortgeschritten sind und das stärkste erreichbare Kraftzentrum erlangt haben.

Im V-Sitz auf dem Ball

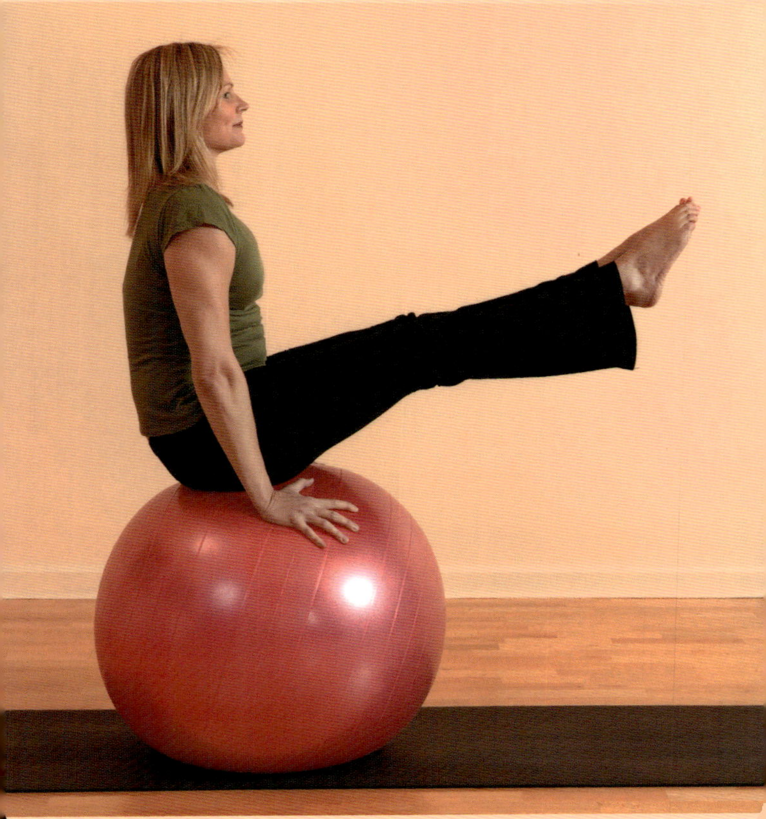

ZIEL: Kräftigt alle Muskeln des Körpers.

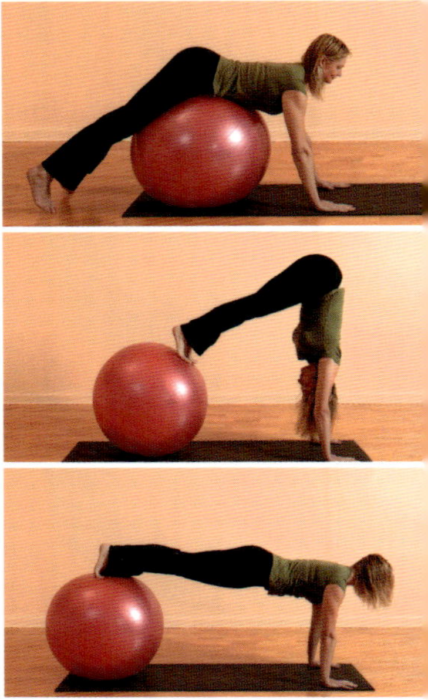

① Beginnen Sie in Bauchlage auf dem Ball. Rollen Sie dann nach vorn zu einer Liegestützposition, Fußballen auf dem Boden.

② Rollen Sie den Ball mit gestreckten Beinen weg, bis Ihr Rücken gerade ist und die Zehen auf dem Ball. Beginnen Sie die Bewegung aus dem Kraftgürtel heraus.

③ Kehren Sie zur Liegestützposition zurück. Wiederholen Sie die Übung drei bis fünf Mal.

Diese Übung erscheint Ihnen möglicherweise sehr schwierig, wenn Sie sie das erste Mal versuchen. In diesem Fall reicht ein Durchgang. Arbeiten Sie daran, mit zunehmender Stabilität drei bis fünf Wiederholungen zu schaffen.

Pike-Handstand

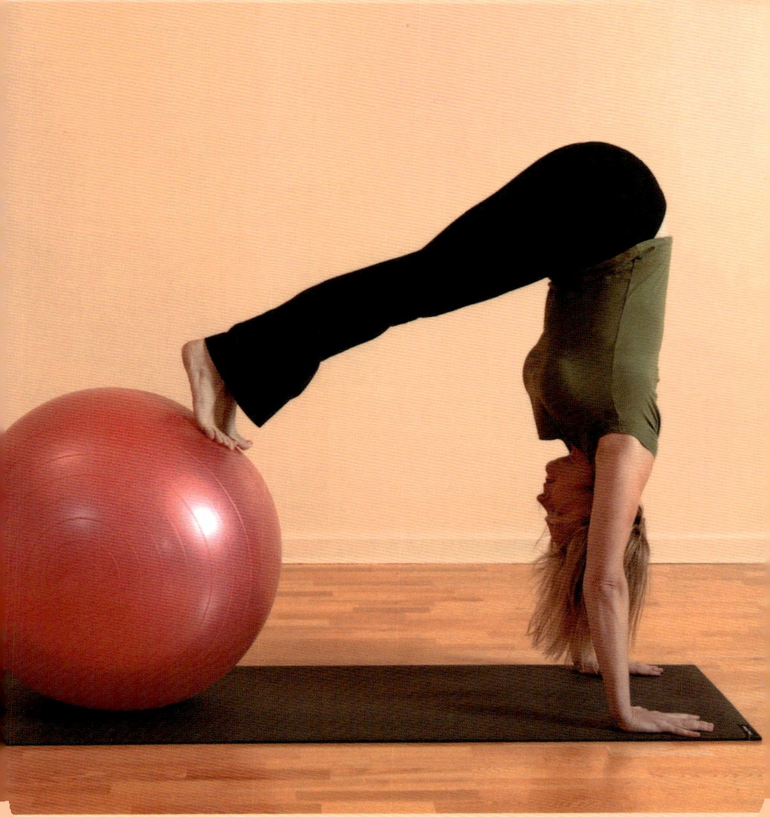

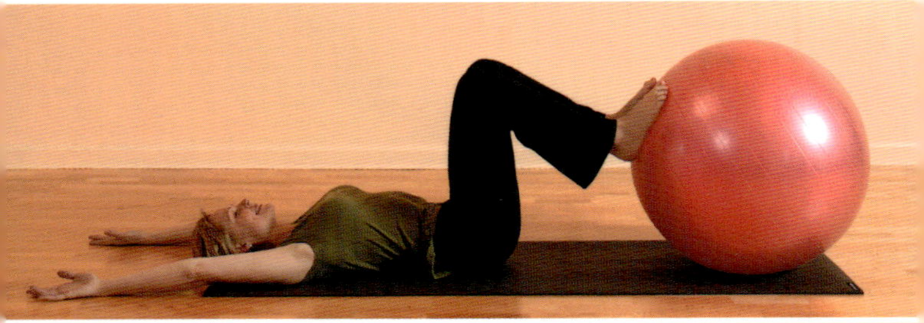

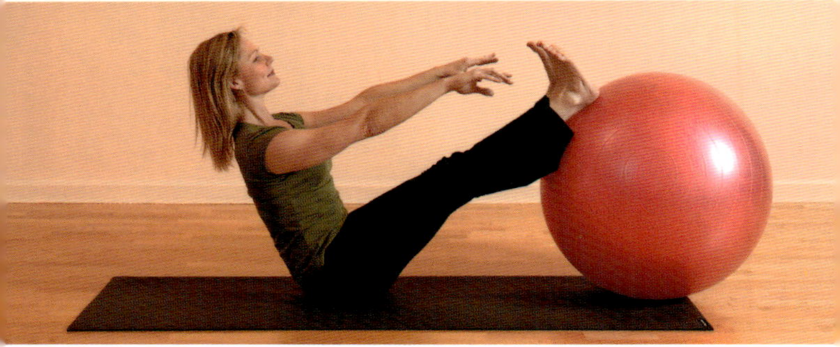

ZIEL: Stärkt den Kraftgürtel und verbessert die Körperhaltung.

① Rückenlage auf dem Boden, Beine gebeugt, Fersen am Ball, Arme über den Kopf gestreckt.

② Rollen Sie den Ball mit dem Strecken der Beine nach vorn und kommen Sie in eine Sitzposition, Arme nach vorn gestreckt, Balance hinter den Sitzknochen. Bauchmuskeln bleiben in Kontraktion, Rücken und Nacken lang, die Schultern ziehen nach unten.

③ Rollen Sie Wirbel für Wirbel langsam zurück. Wiederholen Sie die Übung drei bis acht Mal.

Harte Nuss

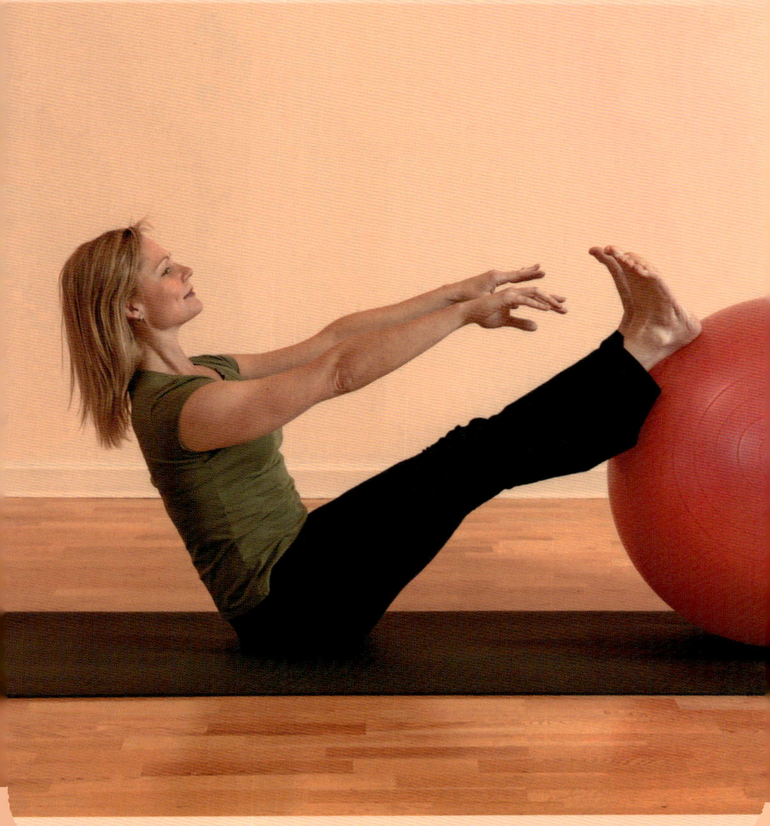

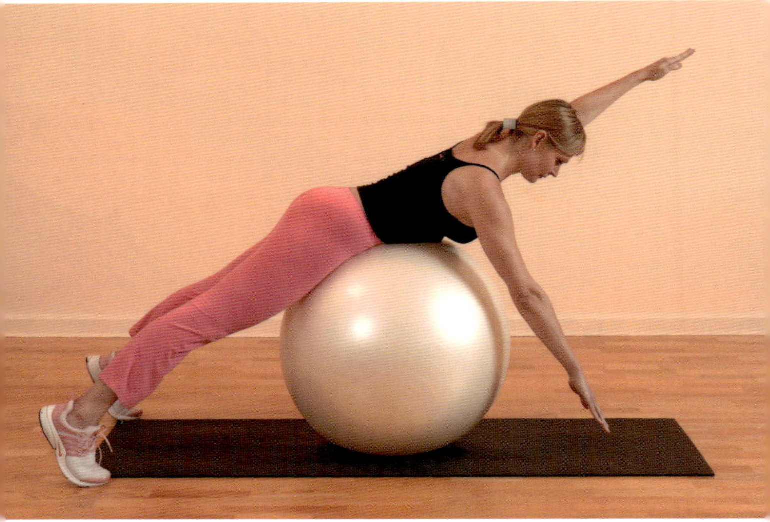

ZIEL: Kräftigt Rücken und Schultern.

1. Bauchlage über dem Ball, Beine hüftbreit nebeneinander gestreckt. Ihr gesamter Rumpf sollte auf dem Ball liegen; lassen Sie die Arme vor dem Ball herunterhängen.

2. Ziehen Sie die Schulterblätter nach unten und von den Ohren weg. Strecken Sie einen Arm über den Kopf – Handflächen nach unten – den Nacken lang lassen.

3. Wechseln Sie den Arm. Strecken Sie sich durch die Finger hindurch und halten Sie die ganze Zeit die Schultern unten. Wiederholen Sie die Übung fünf Mal. Steigern Sie allmählich auf bis zu zehn Wiederholungen.

Schwimmen

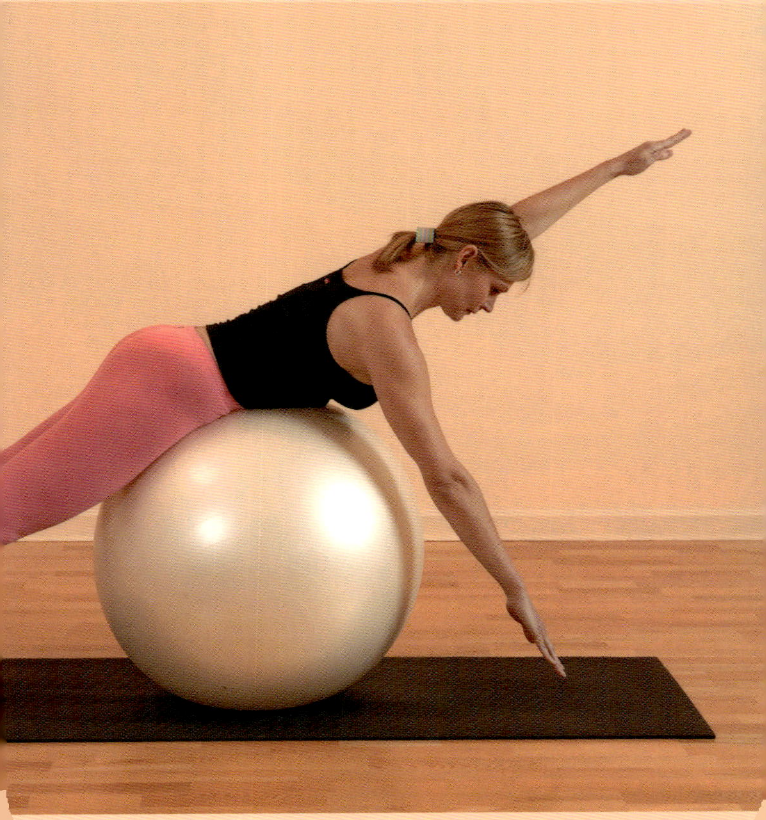

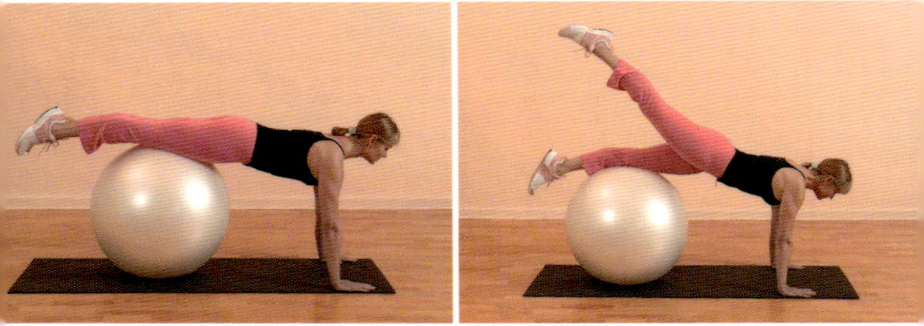

ZIEL: Kräftigt Arme, Schultern und die Bauch-Beine-Po-Region.

① Bauchlage über dem Ball mit gestrecktem Körper – Knie und Schienbeine auf dem Ball, Hände auf dem Boden in Liegestützposition.

② Halten Sie die Hüften ganz gerade, heben Sie ein Bein vom Ball. Beginnen Sie die Bewegung aus der Falte zwischen Gesäß und Beinbeuger heraus.

③ Kehren Sie zur Ausgangsposition zurück und wiederholen Sie die Übung fünf Mal mit jedem Bein.

Denken Sie beim Beinheben daran, den Kraftgürtel stark zu halten und den Bauch nicht durchhängen zu lassen.

Wechselnde Beindehnung mit gestreckten Beinen

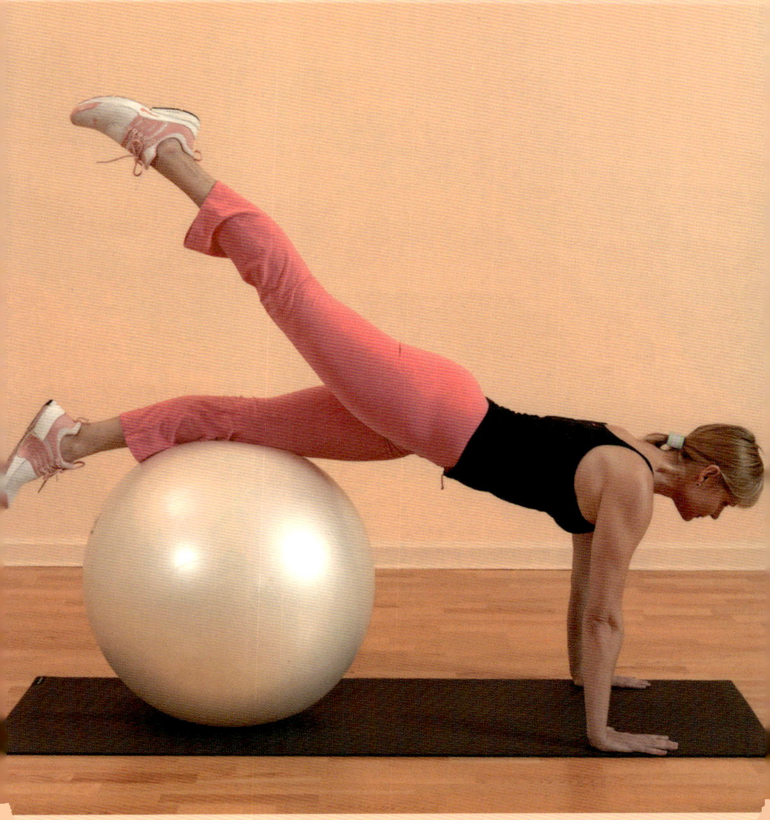

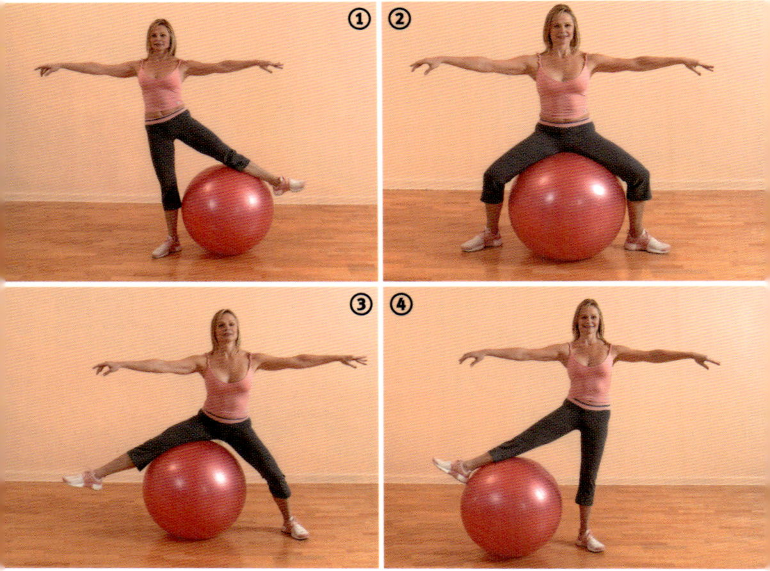

ZIEL: Kräftigt und stärkt die Bein- und Gesäßmuskeln ebenso wie die Kernmuskeln. Wenn Sie die Arme die ganze Zeit oben halten, stärken Sie zudem Ihren Trizeps und Ihre Schultern.

① Standposition, der Ball ist zwischen den Beinen, der Rumpf lang, die Arme seitlich ausgestreckt wie eine Ballerina. Halten Sie die Schultern gesenkt und entspannt. Das linke Bein sollte lang über den Ball gestreckt sein, das Körpergewicht liegt auf dem rechten Bein.

② Kommen Sie über dem Ball zur zweiten Plié-Position herunter. Sofort zurück nach oben kommen, das Gewicht auf dem linken Bein, das rechte gestreckt. Wiederholen Sie die Übung bis zu zehn Mal auf jeder Seite.

Stehend über den Ball gleiten

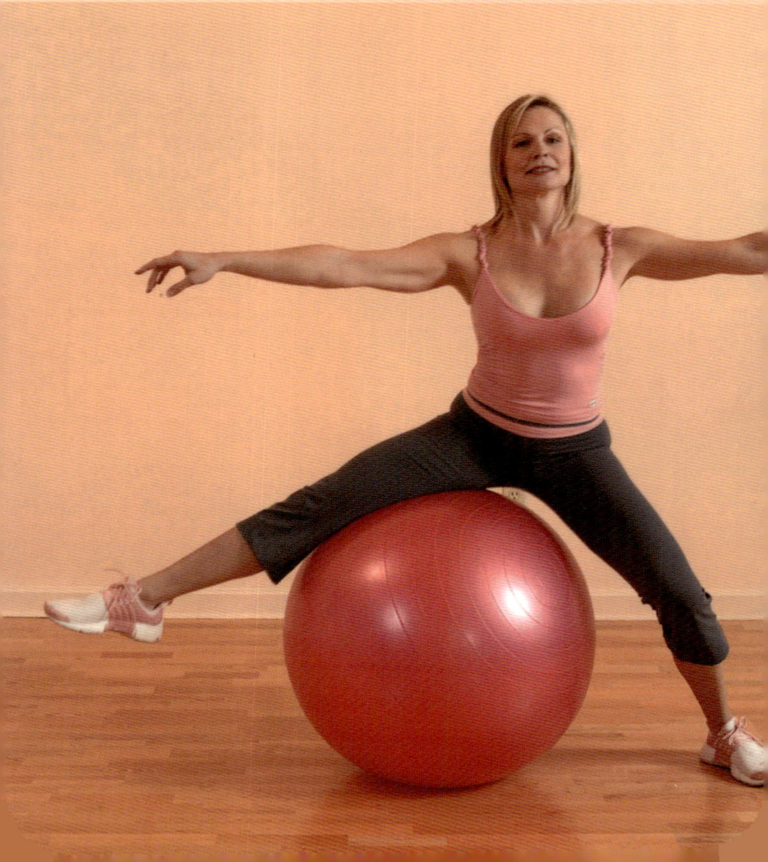

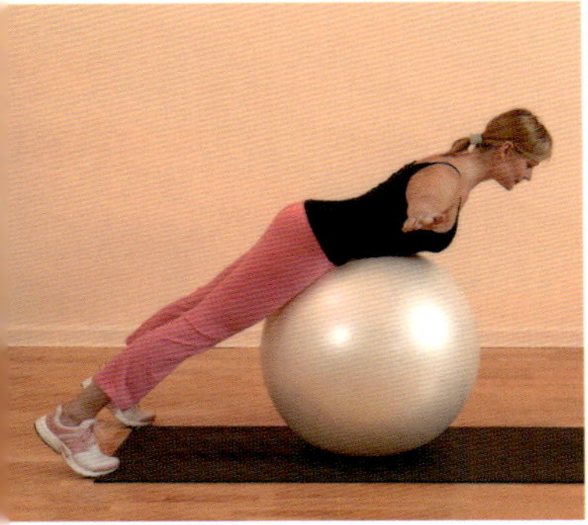

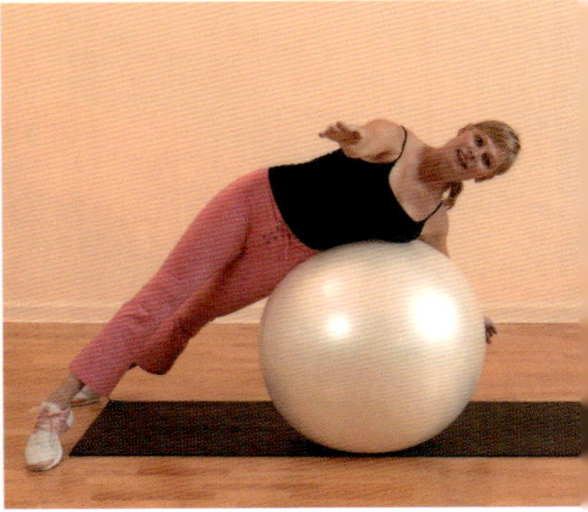

ZIEL: Dehnt die Schultern und kräftigt den oberen Rücken.

1. Bauchlage über dem Ball, Beine hüftbreit auseinander nach hinten gestreckt, auf den Fußballen stehend. Strecken Sie die Arme zu beiden Seiten zu einem T in Schulterhöhe oder etwas tiefer aus. Wichtig ist, dass Ihr Nacken dabei lang und entspannt bleibt.

2. Rollen Sie den Ball zu einem Arm und drehen Sie sich dabei zur Seite. Die Arme bleiben angehoben.

3. Kehren Sie zur Ausgangsposition zurück und wiederholen Sie die Übung fünf Mal auf jeder Seite.

Schulterrolle in Bauchlage

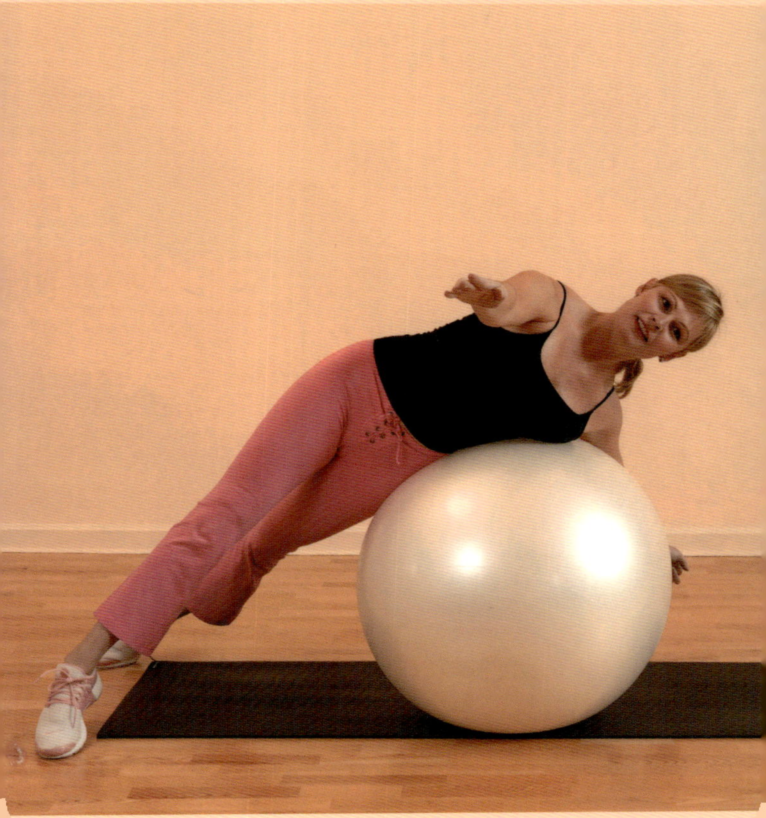

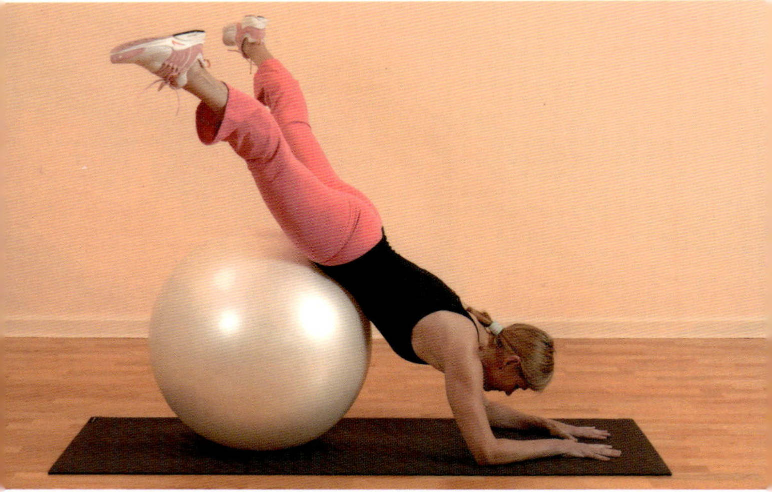

ZIEL: Definiert die Zone zwischen Gesäß und Beinbeuger.

① Bauchlage über dem Ball, Becken auf der Ballspitze. Legen Sie die Unterarme zur Stütze auf den Boden vor sich. Achten Sie auf die gerade Ausrichtung Ihrer Schultern und Handgelenke.

② Öffnen und schließen Sie langsam die Beine in einer Scherenbewegung. Schließen Sie abwechselnd hinter dem einen und hinter dem anderen Fußknöchel. Wiederholen Sie die Bewegung zehn Mal. Runden Sie nach Abschluss als Gegenbewegung den Rücken wie eine Katze.

Um den Körper während der Übung richtig auszurichten, müssen Sie darauf achten, dass die Wirbelsäule neutral ist und die Bauchmuskeln gespannt sind.

Bauchlagenschere

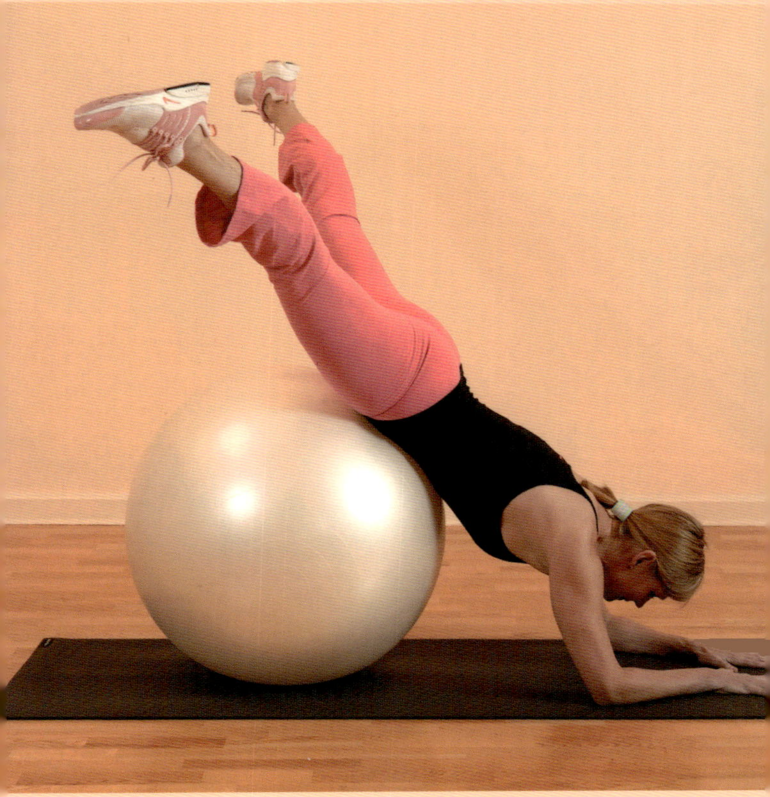

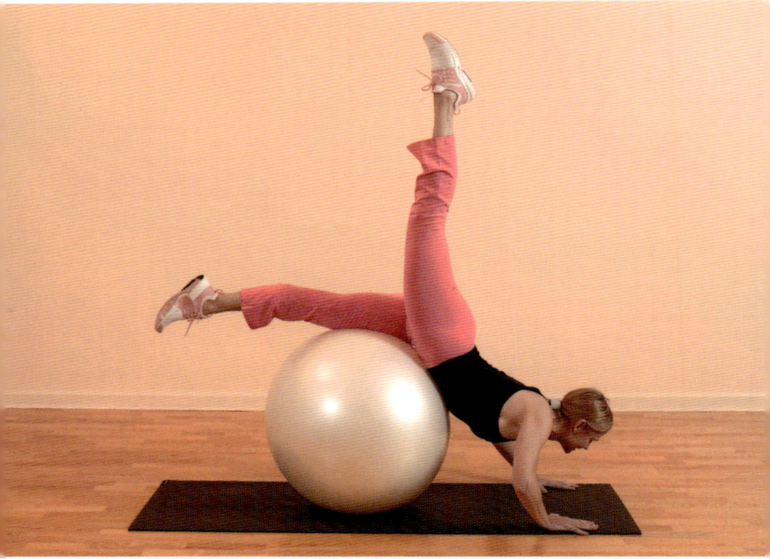

ZIEL: Kräftigt Brust- und Gesäßmuskeln, Trizeps und Beinbeuger.

① Rollen Sie sich in Bauchlage über den Ball bis zu einer Liegestützposition, Oberschenkel auf dem Ball. Die Beine gespannt und gestreckt.

② Heben Sie ein Bein, beide Hüftknochen bleiben auf dem Ball liegen.

③ Rollen Sie den Ball nach vorn und beugen Sie Ihre Ellbogen, um den Rumpf nach unten zu senken.

④ Rollen Sie zurück, wechseln Sie das Bein, wiederholen Sie die Bewegung auf der anderen Seite. Steigern Sie die Übung auf bis zu zehn Wiederholungen auf jeder Seite.

Beinheben in Bauchlage mit Liegestütz

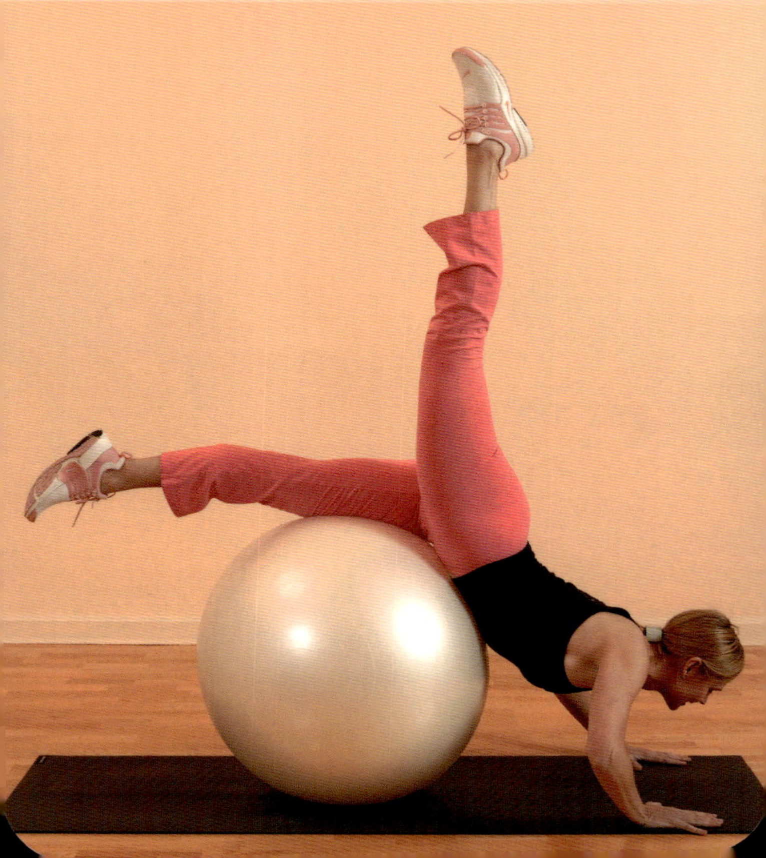

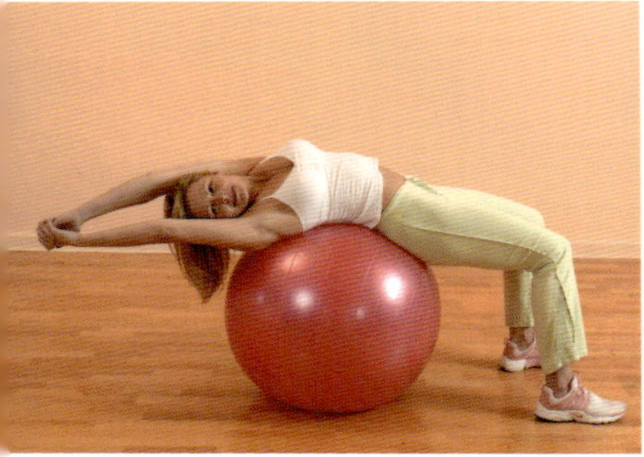

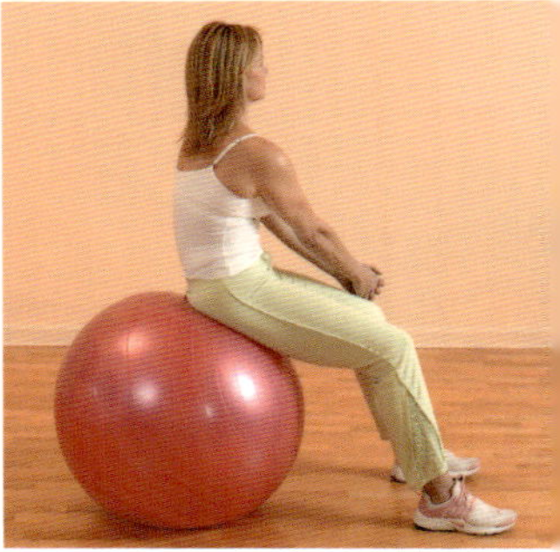

ZIEL: Kräftigt die Rücken- und Bauchmuskulatur und verleiht einen langen, schlanken Rumpf.

① Rückenlage auf dem Ball, Arme gerade nach hinten ausgestreckt, die Hände gefaltet.

② Ziehen Sie beide Arme in einer langen diagonalen Dehnung nach hinten, drehen Sie sich dabei auf eine Seite. Die Hüften bleiben gleichmäßig in den Ball gepresst.

③ Rollen Sie hoch und heben Sie beide Arme nach oben und über die andere Hüfte, als ob Sie Holz hacken wollten. Wiederholen Sie die Übung sechs Mal auf jeder Seite.

Holzhacker

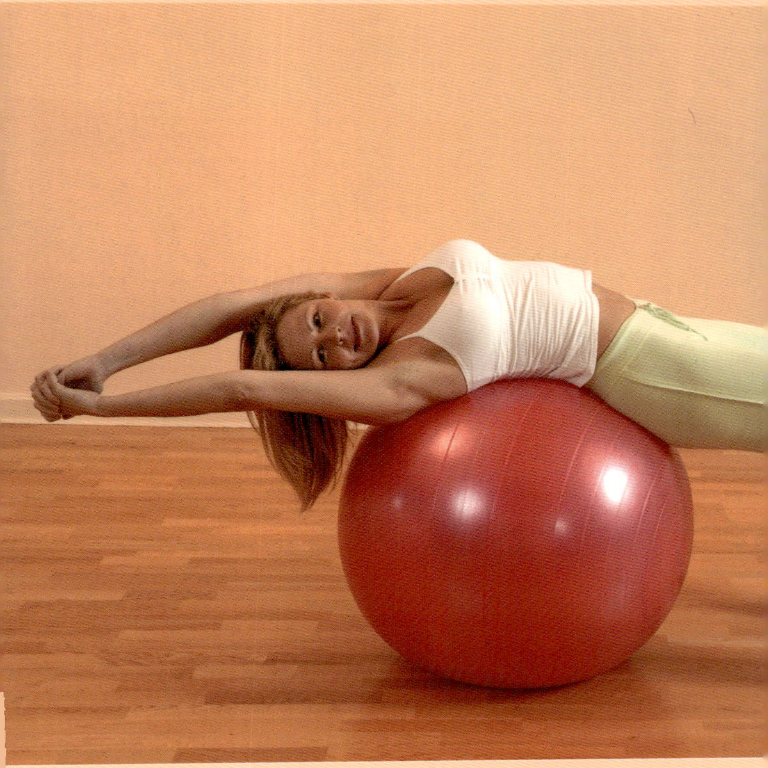

ZIEL: Dehnt die Vorderseite des Rumpfs, verbessert die Beweglichkeit der Wirbelsäule und kräftigt die Hüftbeuger.

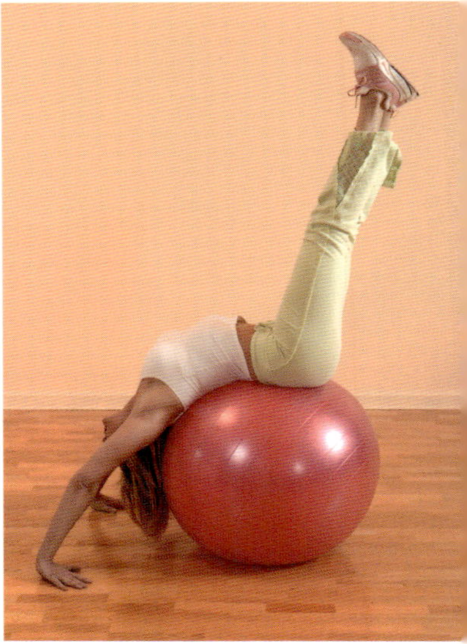

1. Sitzposition auf dem Ball. Schmiegen Sie Ihren Körper um den Ball, während Sie nach hinten in eine Brückeposition rollen. Setzen Sie die Hände hinter sich auf den Boden.

2. Heben Sie erst das eine, dann das andere Knie, sodass Sie auf der Ballspitze balancieren, beide Beine in der Luft, die Hände fest in den Boden gestemmt.

3. Strecken Sie die Beine über dem Kopf so weit wie möglich aus. Kommen Sie dann langsam wieder herunter, beugen Sie nacheinander die Knie und lassen Sie sie auf den Boden kommen. Kommen Sie vorsichtig aus der Brücke nach oben und in die Sitzposition zurück. Wiederholen Sie diese Übung höchstens zwei Mal.

Balance mit Brücke

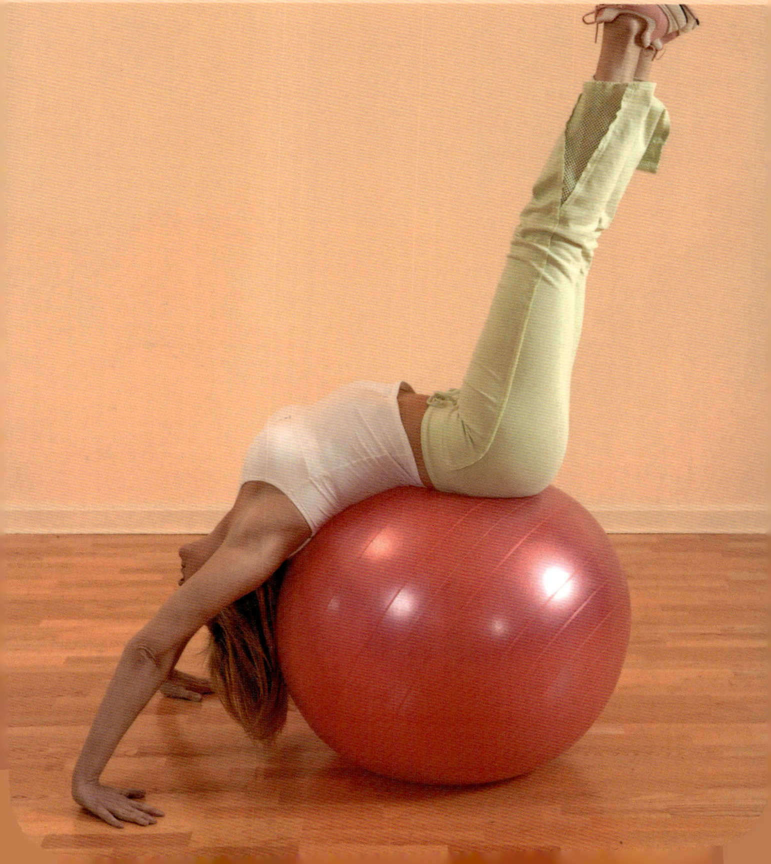

ZIEL: Kräftigt Oberkörper und Kernmuskeln und testet Ihre Balance auf dem Ball.

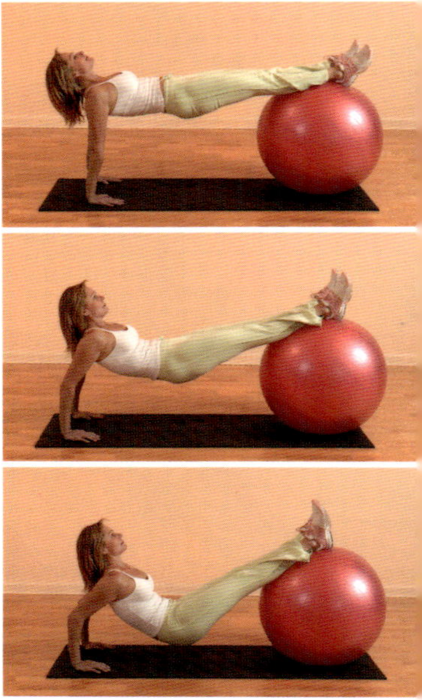

① Beginnen Sie in Sitzposition vor dem Ball, Hände hinter dem Rücken. Legen Sie die Hände unter Ihre Schultern, die Fingerspitzen zeigen zum Gesäß. Beugen Sie die Ellbogen gerade nach hinten, in einer Linie mit den Schultern. Legen Sie Ihre Beine nebeneinander oben auf den Ball.

② Strecken Sie beim Heben der Hüften die Arme aus. Beine, Rumpf und Kopf in gerader Linie aufeinander ausrichten. Spannen Sie die Bauchmuskeln, um das Gewicht Ihres Rumpfs leichter tragen zu können.

③ Beugen Sie die Ellbogen, den Körper absenken, bis Ihre Schultern beginnen instabil zu werden oder Sie in der Mitte einknicken. Arme strecken und sich wieder zurückheben. Bis zu zehn Mal wiederholen.

Halten Sie die Körpermitte stets oben, um nicht in die Schultern zu sinken. Sie können die Übung abändern, indem Sie die Beine weiter auf den Ball legen, um die Bewegung zu unterstützen. Bei einer fortgeschritteneren Version können Sie während der Wiederholungen ein Bein heben.

Trizeps-Stipper

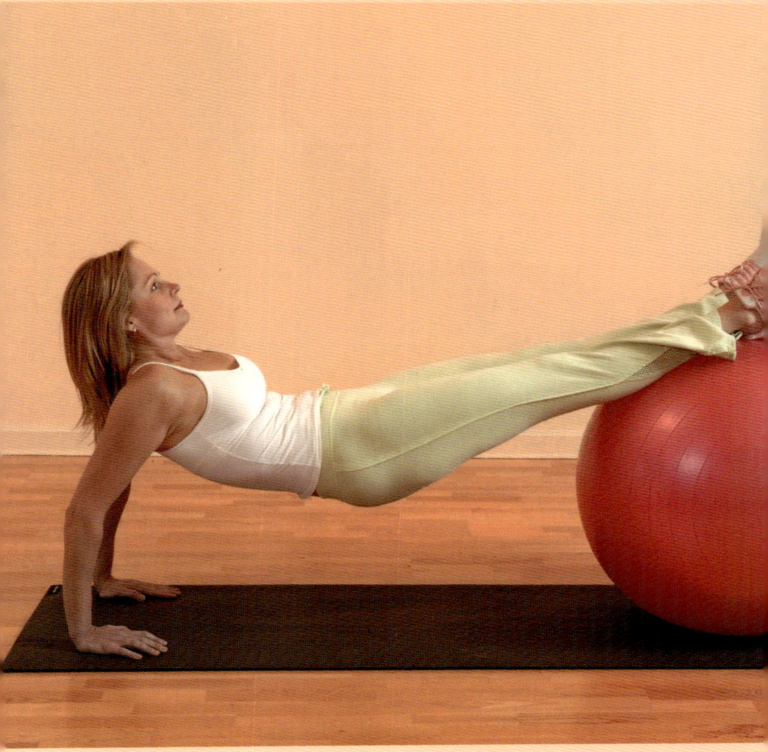

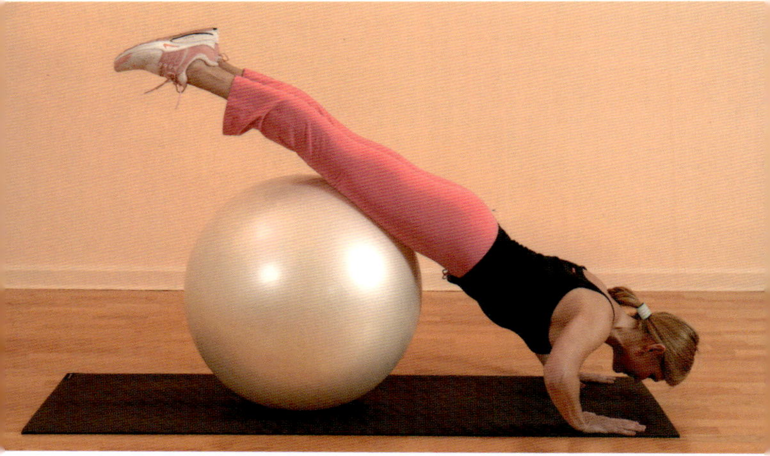

ZIEL: Kräftigt den Oberkörper, insbesondere Brust und Rücken und macht den Bauch flach.

① Bauchlage auf dem Ball. Rollen Sie nach vorn, bis Ihr Becken nicht mehr auf dem Ball liegt und die Knie sich oben auf dem Ball befinden. Kommen Sie so, von den Armen gestützt, in eine Liegestützposition. Strecken Sie Ihren Körper, die Arme und Hände befinden sich gerade unter den Schultern, die Schulterblätter sind offen und stabil.

② Beugen Sie die Ellbogen zur Seite, senken Sie die Brust. Kehren Sie zur Ausgangsposition zurück. Wiederholen Sie die Übung acht Mal.

Konzentrieren Sie sich beim Spannen der Kernmuskeln darauf, die Brust, und nicht den Kopf, zu senken.

Liegestütze auf dem Ball auf Kniehöhe

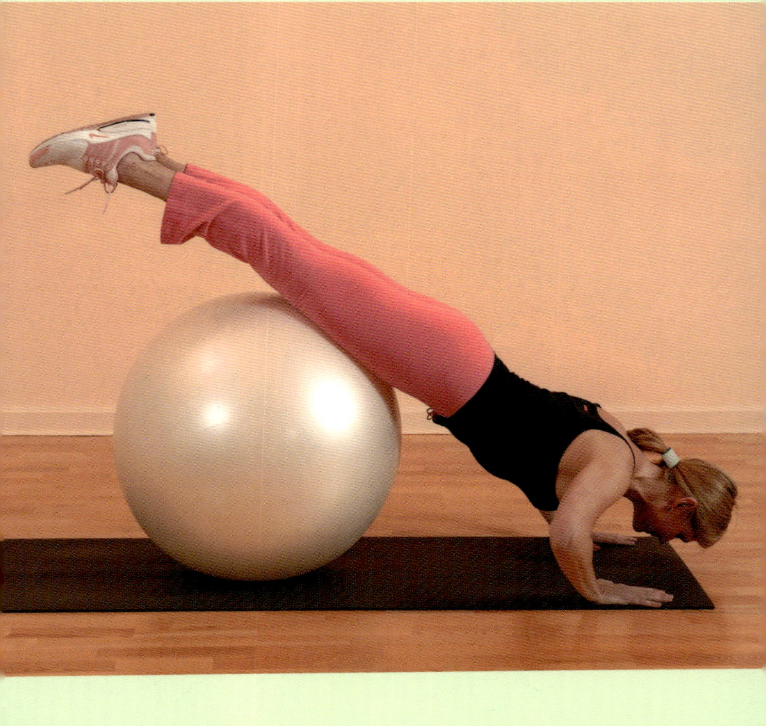

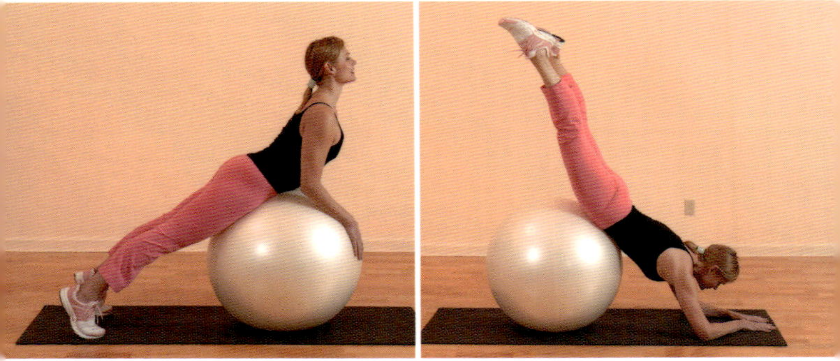

ZIEL: Kräftigt den unteren Rücken und die Wirbelsäulenmuskulatur.

1. Bauchlage, Brust und Becken auf dem Ball, die Beine hüftbreit auseinander und gestreckt, die Fußballen fest in den Boden gepresst. Legen Sie die Hände vor Ihrer Brust auf den Ball. Ziehen Sie den Ball zu Ihrem Oberkörper, strecken Sie dabei den oberen Rücken und heben Sie die Brust vom Ball.

2. Rollen Sie mit gestreckten Beinen nach vorn, legen Sie Hände und Ellbogen auf den Boden. Strecken Sie die Beine aus der Hüfte heraus in einer diagonalen, geraden Linie vom Scheitel bis zu den Zehen aus.

3. Kommen Sie sanft und kontrolliert zur Ausgangsposition zurück. Wiederholen Sie die Übung fünf Mal.

Spannen Sie Ihre Gesäß- und Kernmuskeln an, um den Rücken zu schützen.

Dehnung mit zwei Beinen

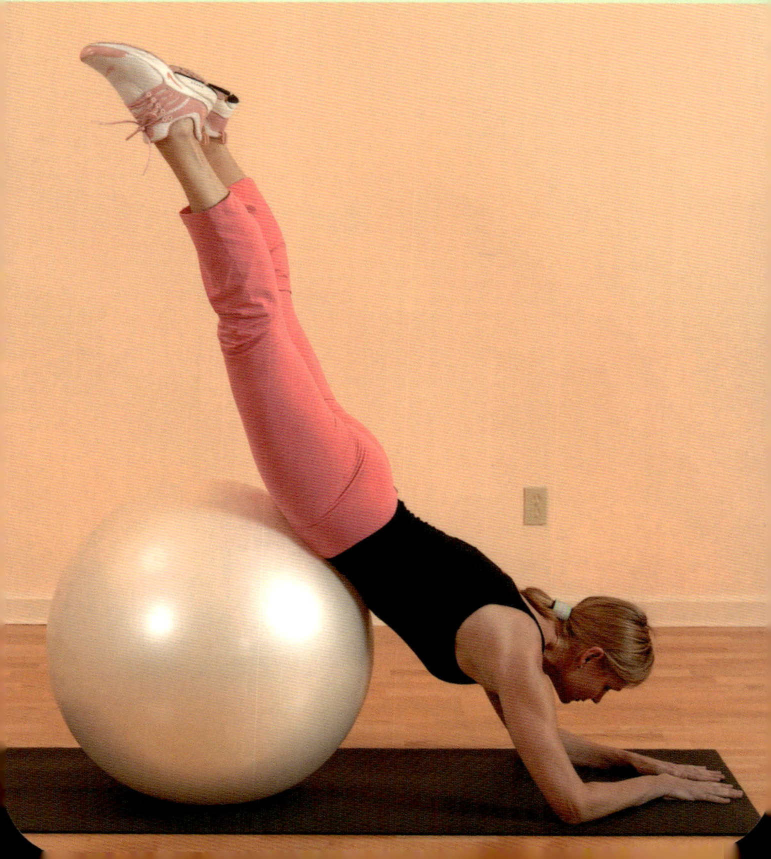

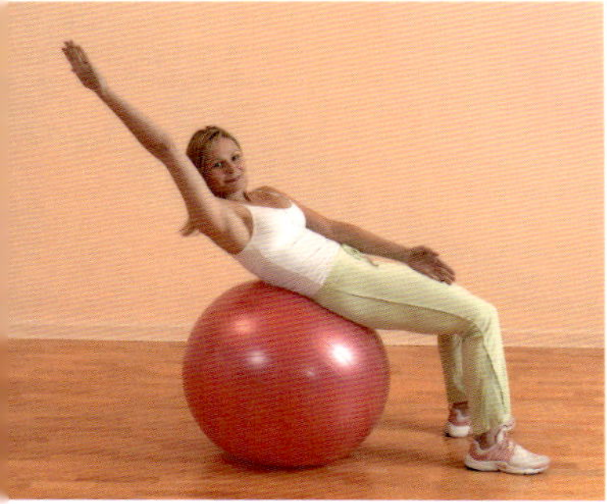

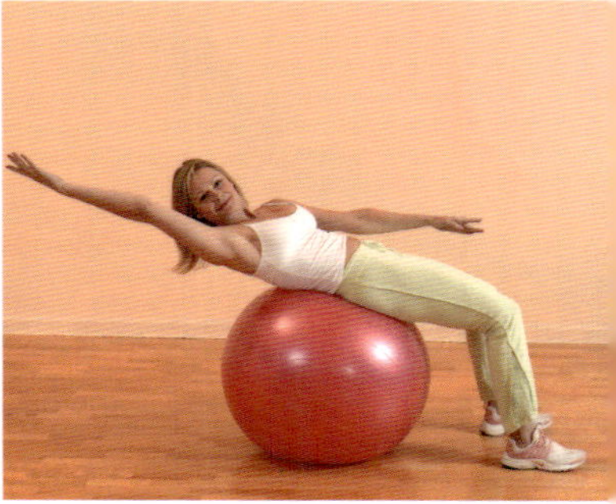

ZIEL: Dehnt die Rücken-, Schulter- und Bauchmuskeln und kräftigt gleichzeitig die Kernmuskeln.

① Rückenlage auf dem Ball, der Oberkörper ist etwas höher als die Beine. Ihre Knie sollten gerade auf Ihre Hüften ausgerichtet sein, die Arme strecken sich nach vorn in einer leichten Kontraktion.

② Strecken Sie einen Arm gerade nach hinten, der andere zieht gleichzeitig nach vorn. Schauen Sie zurück auf Ihre Hand und halten Sie Ihr Becken fest auf den Ball gedrückt.

③ Drehen Sie den Arm im Kreis und wechseln Sie dann den Arm. Wiederholen Sie die Übung vier Mal auf jeder Seite.

Bauchmuskelübung mit Rückendehnung

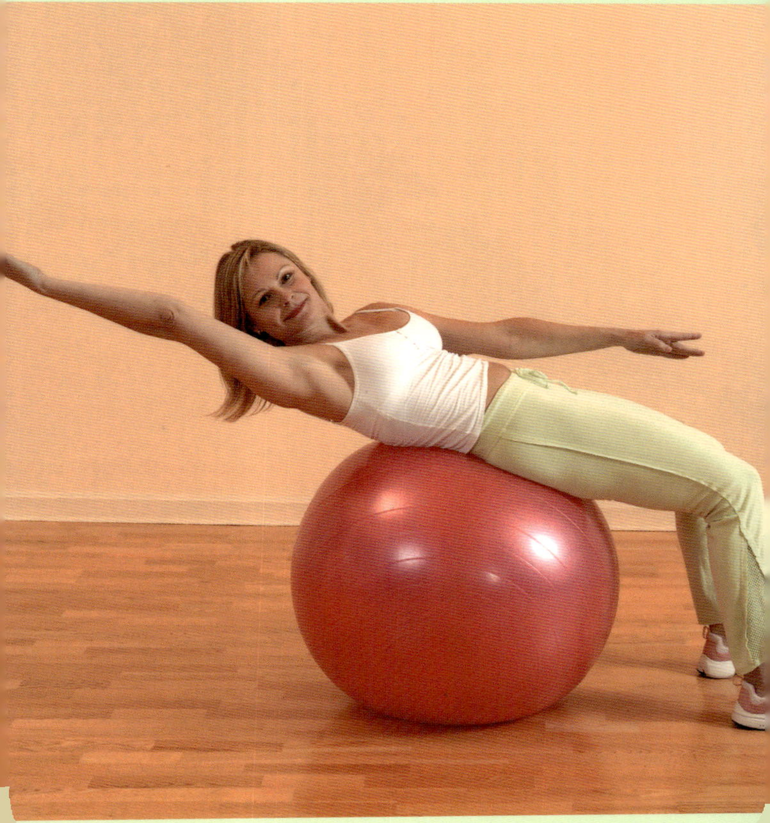

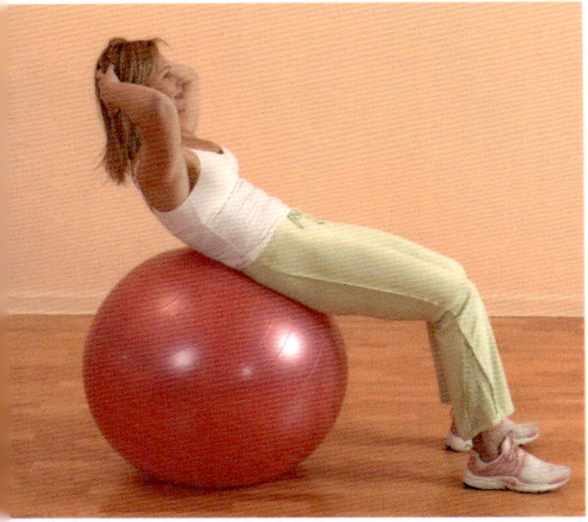

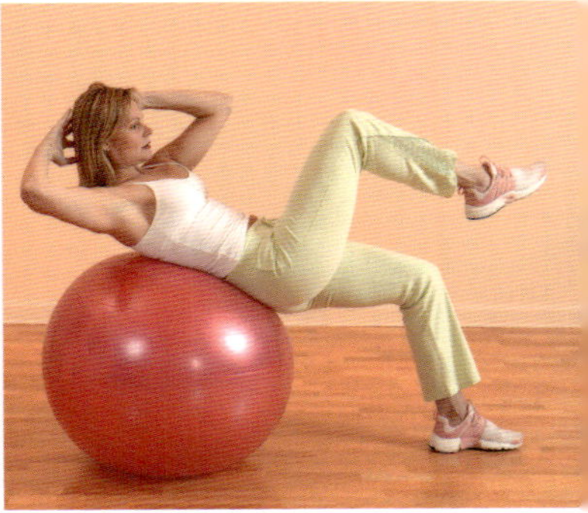

ZIEL: Kräftigt die schrägen Bauchmuskeln und formt die Taille.

① Sitzposition vor dem Ballscheitel. Rückenlage, Oberkörper etwas höher als die Beine, Hände hinter dem Kopf.

② Heben Sie ein Knie zum gegenüberliegenden Ellbogen, drücken Sie dabei den Rumpf in den Ball.

③ Kehren Sie zur Ausgangsposition zurück und wiederholen Sie zur anderen Seite. Wiederholen Sie die gesamte Übung fünf bis zehn Mal.

Verschränken Sie die Hände hinter dem Kopf, legen Sie den Hinterkopf in die verschränkten Hände. Achten Sie darauf, dass die Hände das Gewicht des Kopfes tragen und der Nacken nicht verspannt. In der fortgeschritteneren Version können Sie hier gestreckte Arme nehmen, parallel zum Boden.

Rumpfdrehung: Ellbogen zum Knie

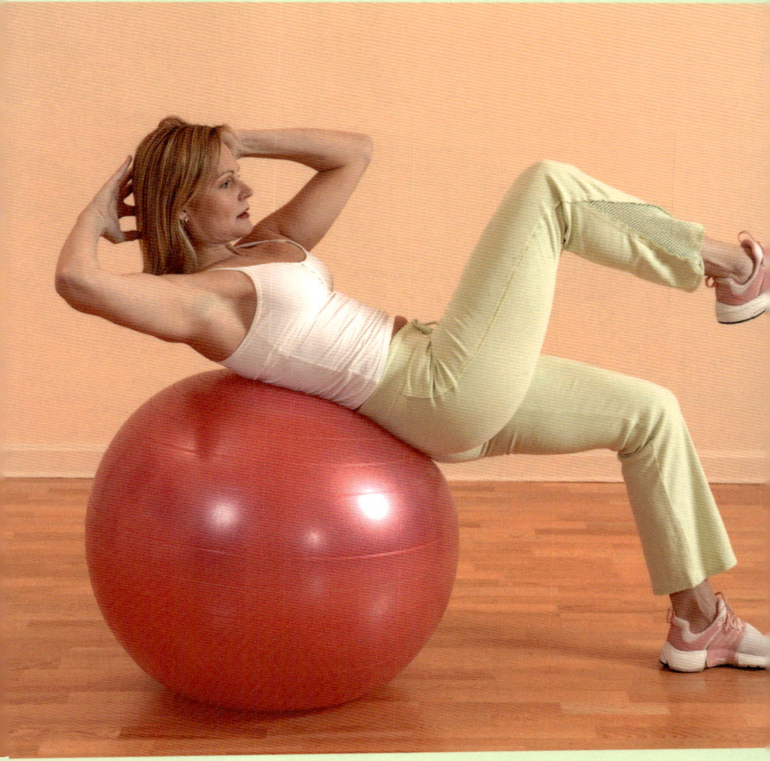

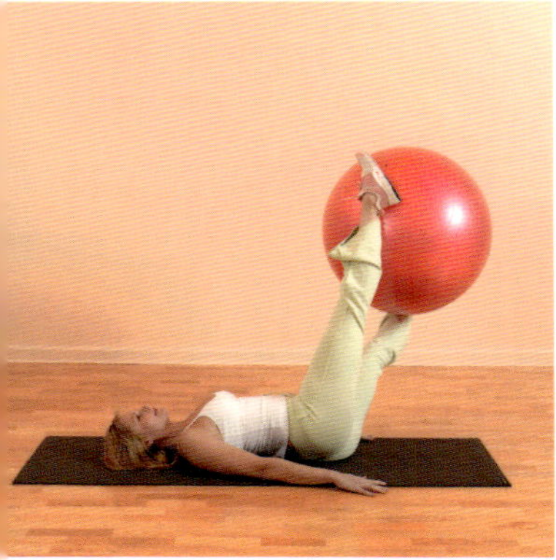

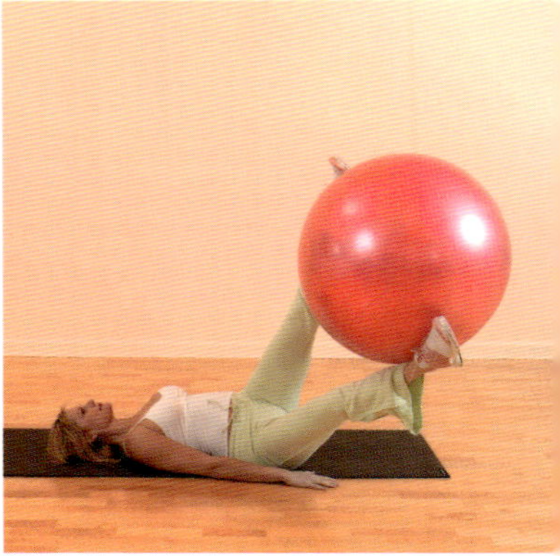

ZIEL: Kräftigt die Kernmuskeln und die inneren Oberschenkelmuskeln und dehnt gleichzeitig Rücken, Beinbeuger und Schultern.

① Rückenlage, die Beine gestreckt, Ball zwischen den Fußknöcheln. Legen Sie die Arme ausgestreckt neben sich. Kopf, Schultern und Nacken leicht gegen den Boden gedrückt.

② Heben Sie die Hüften und strecken Sie die Beine und den Ball nach oben, Richtung Zimmerdecke. Versuchen Sie die Hände nicht in den Boden zu pressen.

③ Bewegen Sie die Hüften in einer 8er-Figur, ohne die Schultern zu bewegen, die Hüften sind dabei soweit wie möglich vom Boden gehoben. Kommen Sie langsam wieder zum Boden zurück, indem Sie Wirbel für Wirbel abrollen. Wiederholen Sie die Übung zwei bis fünf Mal.

Korkenzieher

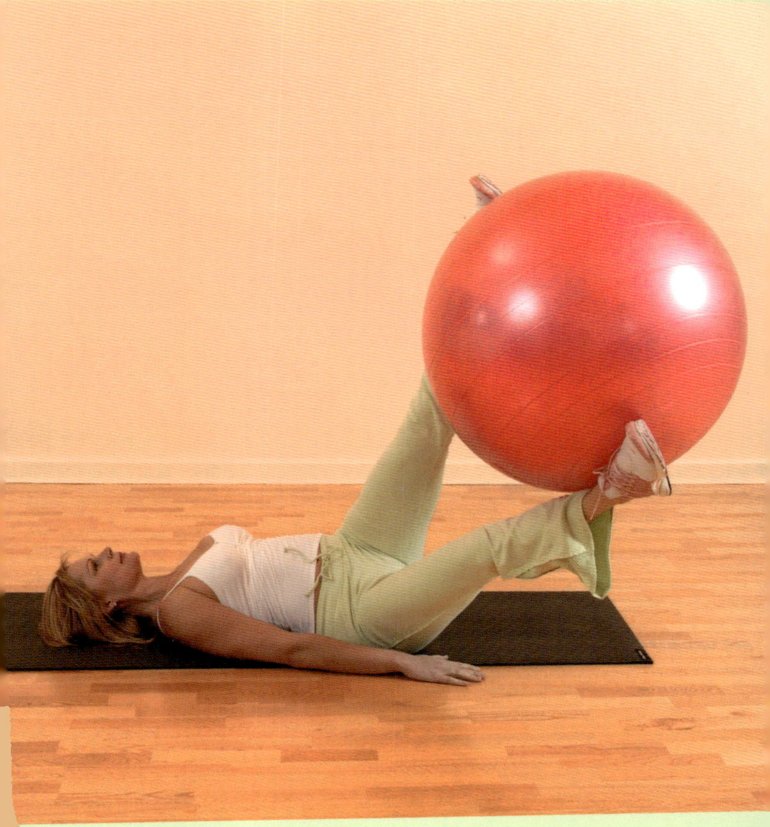

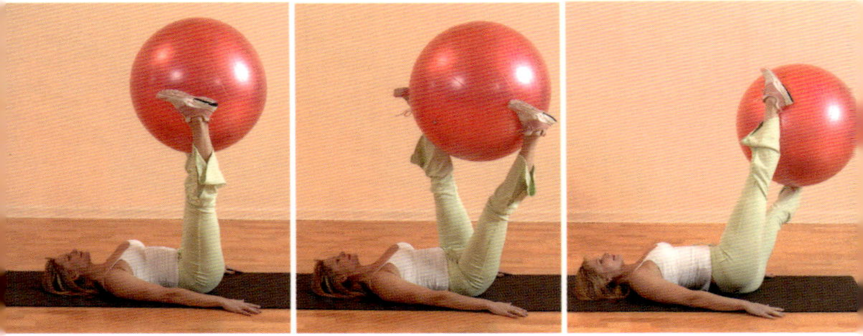

ZIEL: Stärkt die inneren und äußeren Oberschenkelmuskeln sowie die Bauchmuskeln.

① Rückenlage auf dem Boden. Nehmen Sie den Ball zwischen beide Fußknöchel, die Beine so gestreckt wie möglich. Ihr unterer Rücken sollte flach auf dem Boden liegen bleiben, der Nacken ist lang. Beugen Sie die Knie leicht, falls sich Ihr unterer Rücken hebt. Drücken Sie den Ball fest mit den äußeren und hinteren Oberschenkelmuskeln. Die inneren Oberschenkelmuskeln werden dabei leicht von der Hüfte hochgezogen.

② Nutzen Sie Ihren Kraftgürtel, um die Wirbelsäule zu stabilisieren. Beginnen Sie die Drehung aus dem inneren Oberschenkel. Mit der Änderung der Drehbewegung ziehen die Beinbeuger und die äußeren Oberschenkelmuskel den Oberschenkelknochen nach unten in die Hüftgelenkspfanne. Das hält das Becken in neutraler Position und trainiert die Hüften auf allen Ebenen. Wiederholen Sie die Übung acht Mal und gehen Sie dabei ständig etwas weiter.

Drehungen der inneren Oberschenkel

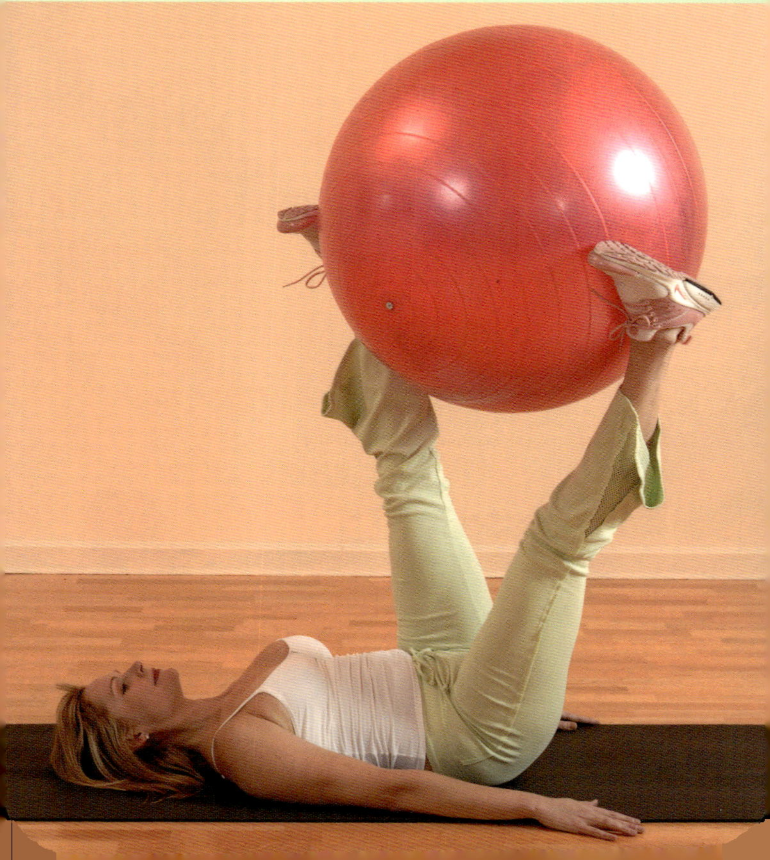

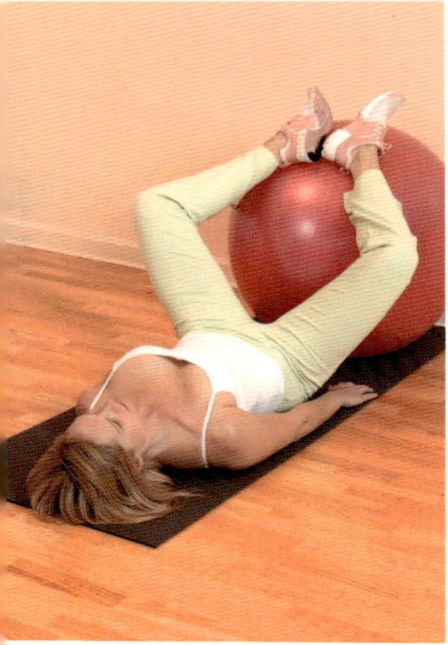

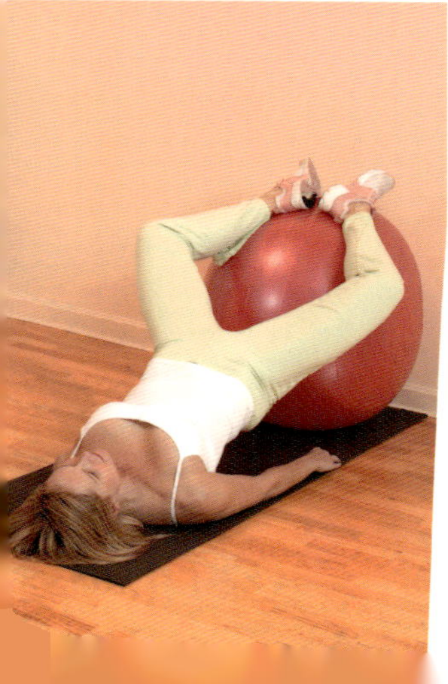

ZIEL: Kräftigt die Bauch-, inneren Oberschenkel- und Pomuskeln.

1. ***Um den Ball leichter stabil zu halten, können Sie ihn vor eine Wand legen (optional).*** Rückenlage, Beine auf dem Ball, Fußsohlen zueinander, Knie zur Seite. Geben Sie mit den Außenseiten der Füße Druck auf den Ball, drücken Sie dabei die Knie weiter nach außen. Dehnen Sie unter Einbeziehung der Rückseite der Hüften die inneren Schenkelmuskeln.

2. Heben Sie die Hüften ohne die Diamant-Form zu verlieren. Lassen Sie die Beckenvorderseite offen und flach. Senken Sie die Hüften zum Boden. Wiederholen Sie dies zehn Mal. Halten Sie die Hüften beim letzten Durchgang oben und wippen Sie, während Sie auf Zehn zählen.

Wenn die inneren Oberschenkel verspannt sind, ist es besser am Boden zu bleiben und die Übung als Dehnung zu nutzen.

Diamant-Hüftheben

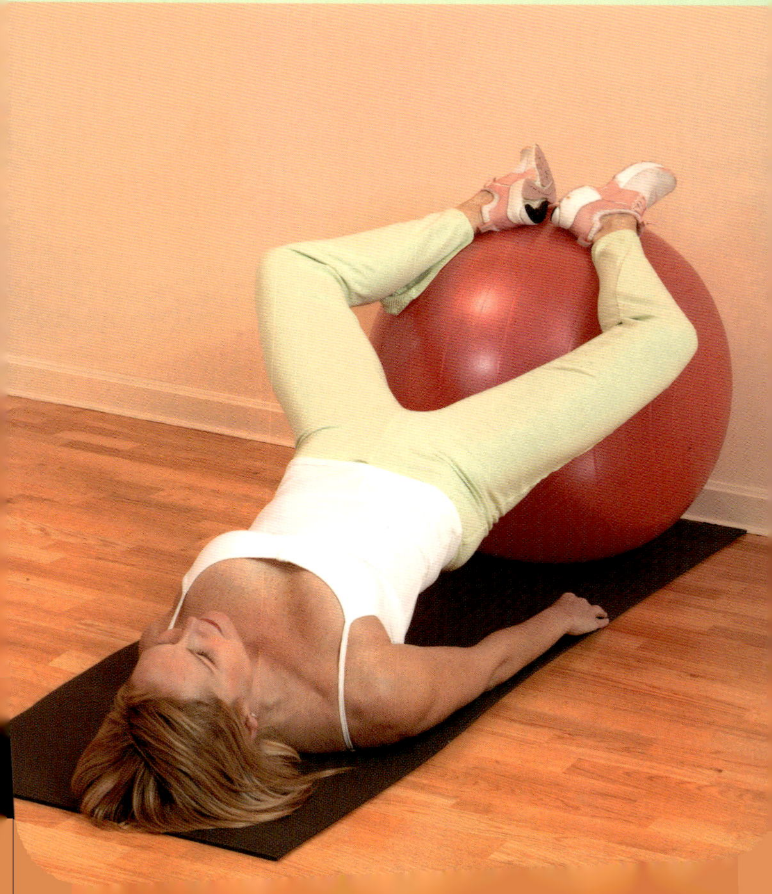

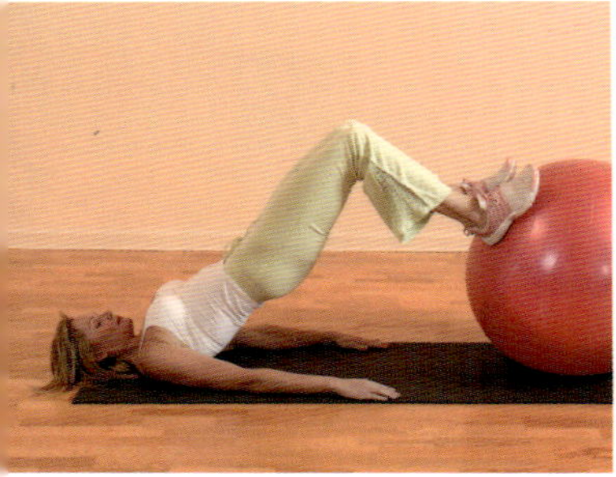

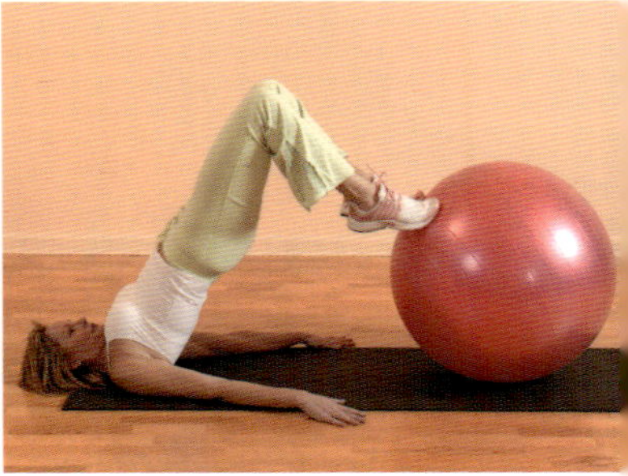

ZIEL: Kräftigt Gesäßmuskeln und Beinbeuger bei gleichzeitiger Dehnung von Hüftbeuger und Quadrizeps.

① Rückenlage auf dem Boden, Knie im rechten Winkel gebeugt, die Füße fest mit den Fersen und allen Zehen gleichmäßig in den Ball gepresst. Die Oberschenkel sind parallel, der zweite Zeh jeweils auf die Kniescheibe ausgerichtet.

② Heben Sie die Hüften, rollen Sie auf die Zehen und rollen Sie den Ball zu Ihrem Gesäß. Heben Sie Ihre Hüften so weit wie möglich an.

③ Senken Sie die Fersen zum Ball zurück und den Oberkörper zum Boden. Die Bewegungen langsam ausführen, die Oberschenkel stets gespannt, um den Rumpf zu stützen. Wiederholen Sie zehn Mal.

Denken Sie an die neutrale Wirbelsäulenposition und daran, beim Heben auszuatmen und die Bewegung aus dem gehobenen Beckenboden zu starten.

Beinbeuger-Rolle

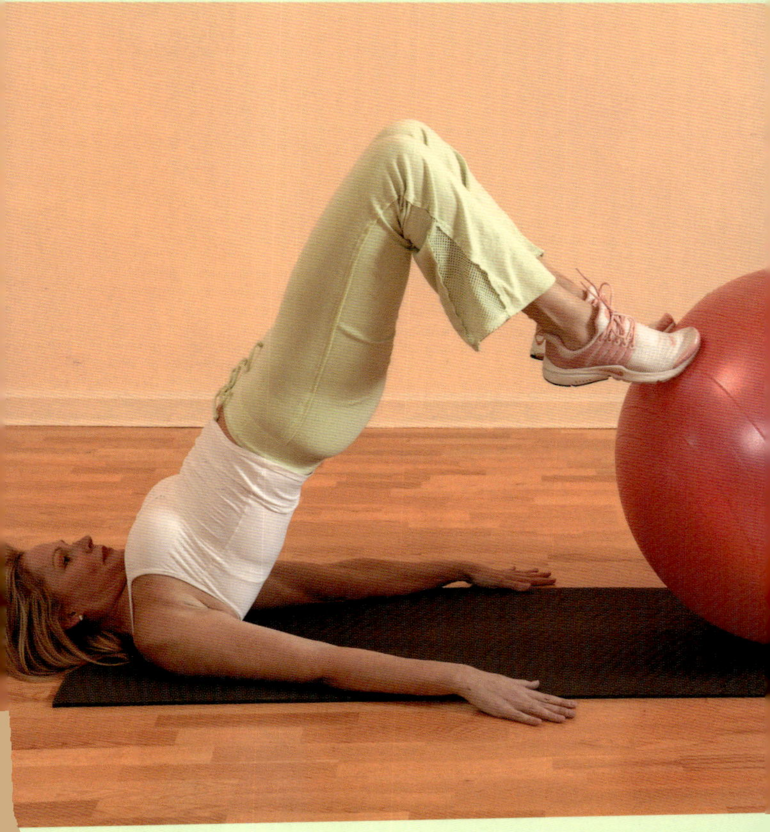

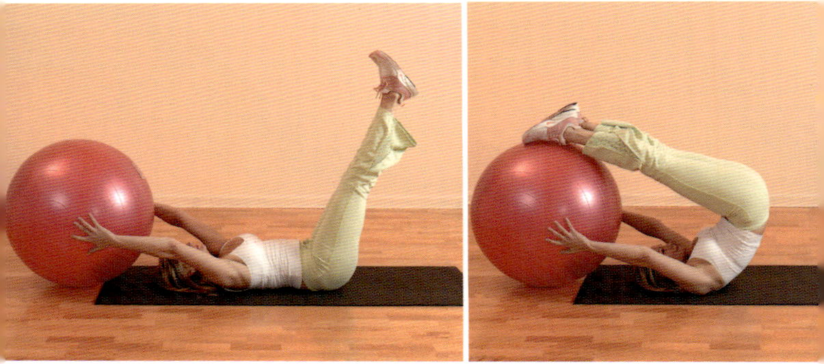

ZIEL: Kräftigt Ihre Kernmuskeln, insbesondere den unteren Teil des geraden Bauchmuskels.

① Rückenlage, den Ball hinter dem Kopf, die Arme etwa 30 Zentimeter über dem Boden. Ziehen Sie die Fußspitzen so gerade wie möglich zur Zimmerdecke. Lassen Sie die Beine so nah wie möglich nebeneinander, richten Sie dazu Ihre Fußgelenke, die Innenseiten der Knie und die Oberschenkelknochen nebeneinander aus.

② Senken Sie die Beine auf halbe Höhe zum Boden, spannen Sie dabei Ihre Kernmuskeln an und pressen Sie den unteren Rücken fest in den Boden. Sobald Sie spüren, dass Sie die Kontrolle über die Muskeln verlieren, atmen Sie in den Brustkorb ein und bringen die Beine nach hinten, sodass sie auf dem Ball liegen, in einer geraden Linie von den Sitzknochen bis zu den Fersen.

③ Atmen Sie ein. Rollen Sie beim Ausatmen Wirbel für Wirbel ab, spannen Sie den Oberkörper mithilfe des Balls. Kehren Sie zur Ausgangsposition zurück und wiederholen Sie die Übung vier Mal.

Umgekehrte Bauchpresse auf dem Boden

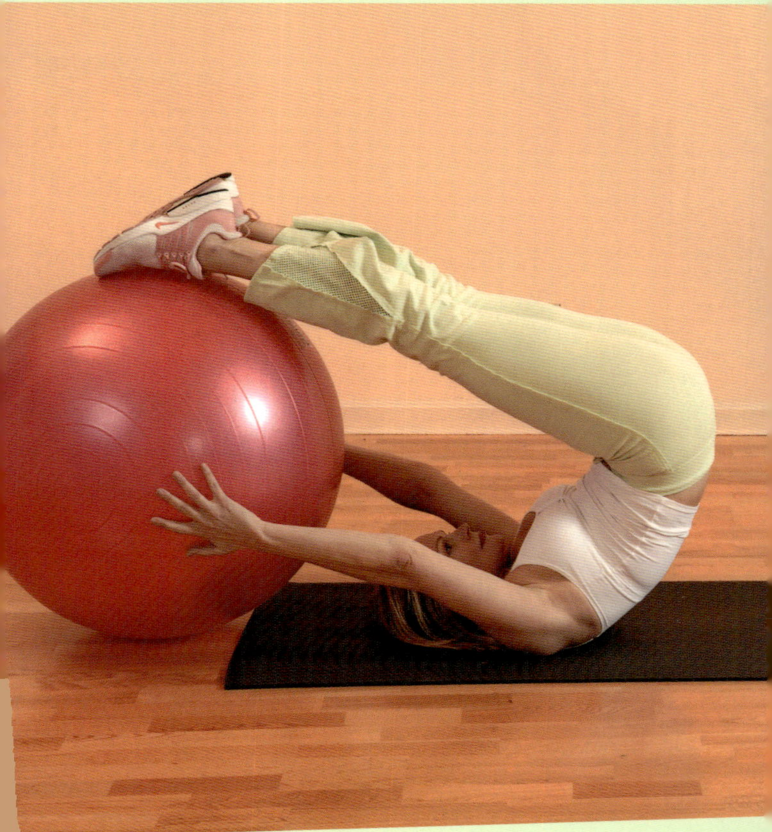

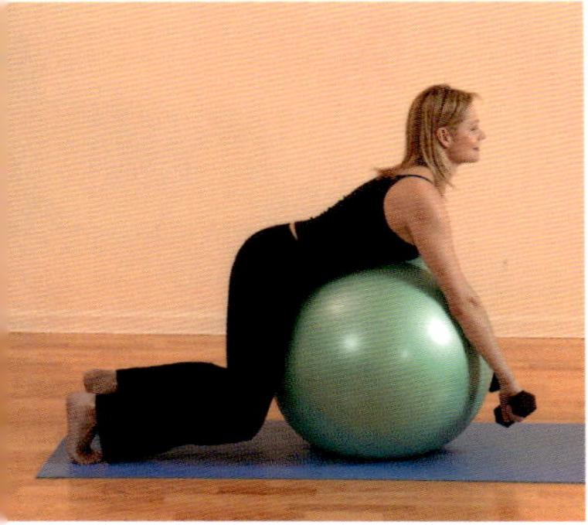

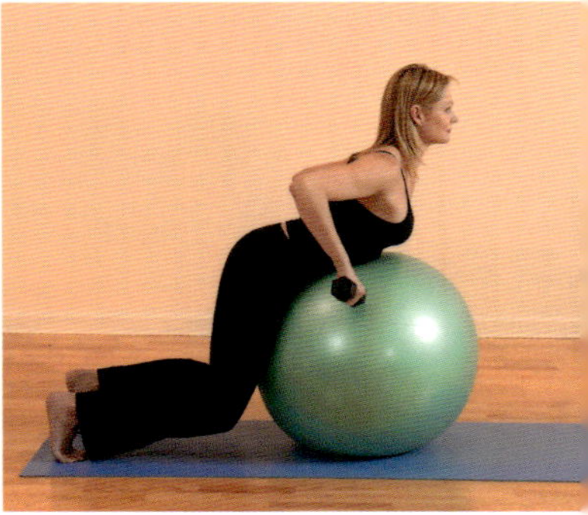

ZIEL: Kräftigt den Rücken und verbessert Ihre Körperhaltung.

1. Legen Sie den Oberkörper über den Ball, die Füße stehen auf den Ballen, die Knie sind gebeugt und berühren beinah den Boden. Die Hüften werden fest in den Ball gepresst. Strecken Sie sich vor dem Ball nach vorn und nehmen Sie die Gewichte auf. Halten Sie sie mit gestreckten Armen, Handflächen nach innen.

2. Beugen Sie die Ellbogen zurück und heben Sie sie zur Zimmerdecke, pressen Sie dabei den Brustkorb in den Ball. Ziehen Sie die Schulterblätter zusammen, um die Brust zu weiten. Strecken Sie die Arme wieder nach unten. Wiederholen Sie die Übung zehn Mal.

Biegen Sie Ihren Rücken nicht zu stark; halten Sie den Nacken in einer Linie mit der Wirbelsäule, um Verspannungen vorzubeugen.

Rudern in Bauchlage

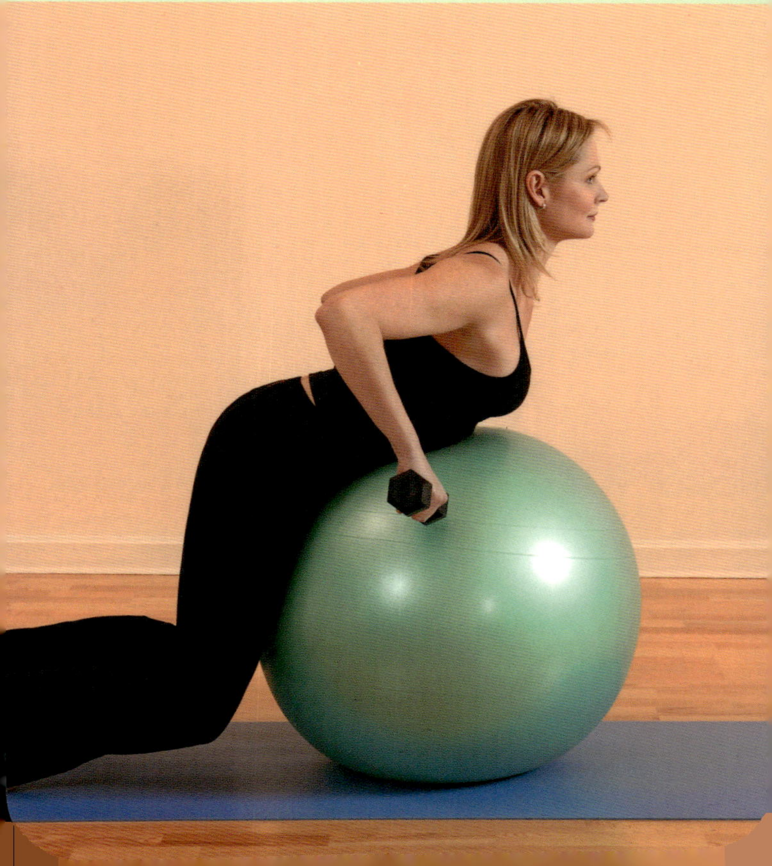

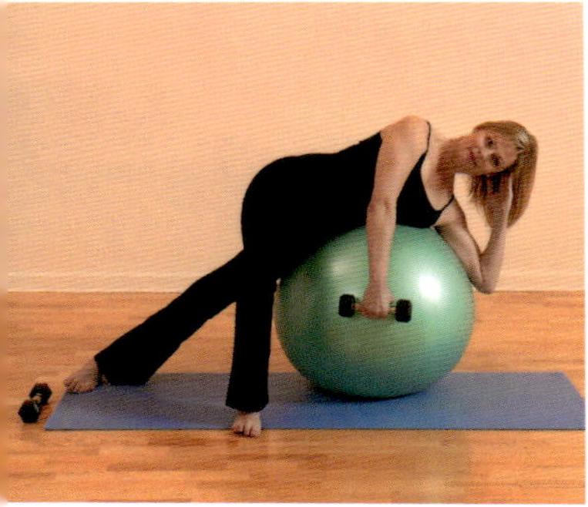

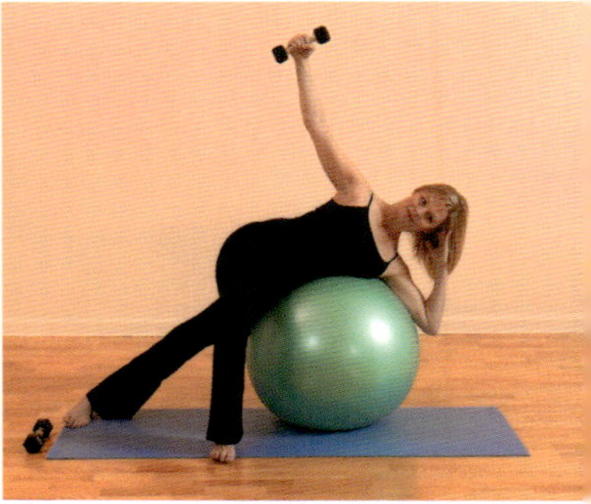

ZIEL: Isoliert die Brustmuskeln und strafft so den Busen.

① Seitlage auf dem Ball, den Körper an den Ball geschmiegt. Die Hüfte ist leicht gegen den Ball gepresst, das untere Bein ist gerade ausgestreckt, das obere ist mit gebeugten Knien darüber geschlagen.

② Stützen Sie den Kopf mit der Hand des auf dem Ball ausgestreckten Arms. Halten Sie das Gewicht in der anderen Hand, ziehen Sie den Arm gerade nach oben, in eine offene Brustpresse-Position.

③ Senken Sie den gestreckten Arm zum Boden, gerade auf die Brust ausgerichtet. Kehren Sie zur Ausgangsposition zurück. Wiederholen Sie die Übung zehn bis zwölf Mal, wechseln Sie dann die Seite.

Spannen Sie die Kernmuskeln, damit Sie während der Aufwärtsbewegung des Arms auf dem Ball das Gleichgewicht halten können.

Seitliches Flying

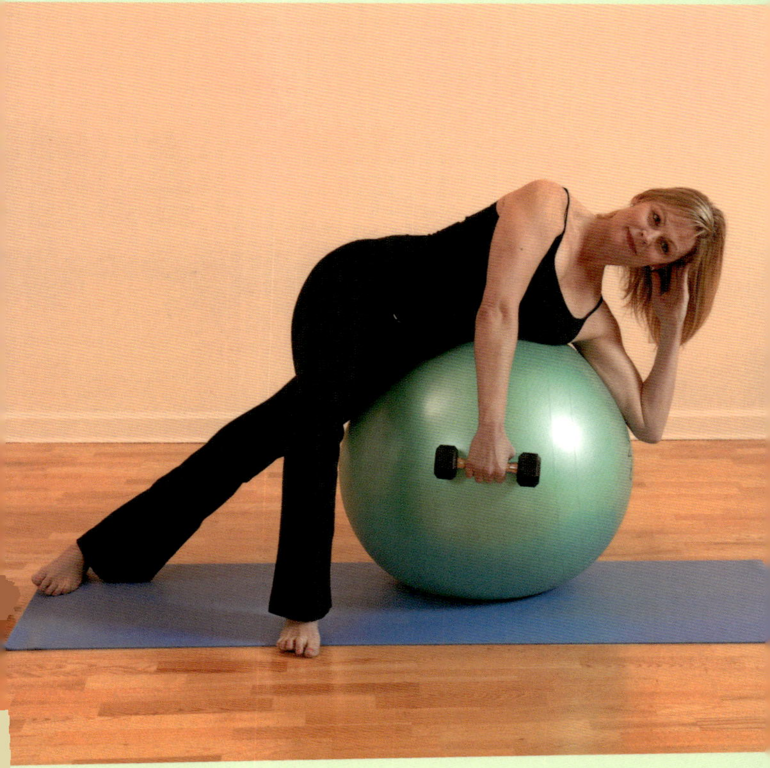

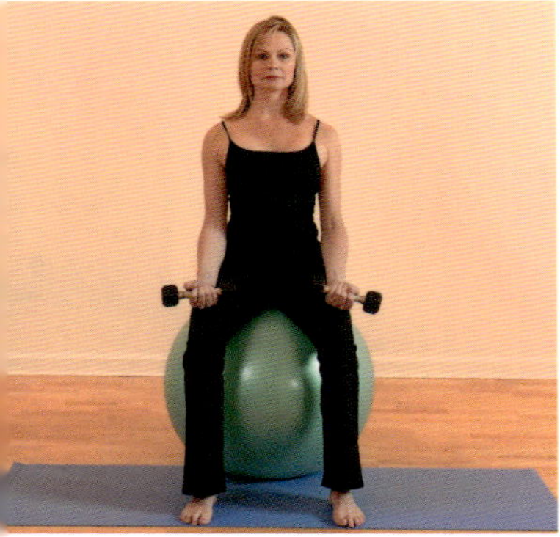

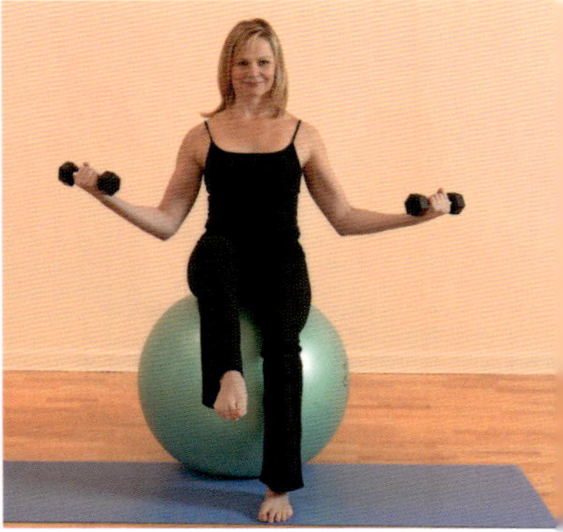

ZIEL: Kräftigt Ihren Bizeps, während Sie die Kernmuskeln spannen müssen, um auf einem Bein zu balancieren.

1. Sitzposition auf dem Ballscheitel, die Ellbogen auf Hüfthöhe, die Gewichte mit den Handflächen nach oben halten. Spannen Sie die Kernmuskeln dreidimensional, um die Schultern richtig auszurichten.

2. Heben Sie einen Fuß etwa 15 Zentimeter vom Boden, Oberschenkel entspannt. Trainiert werden schräge und tiefe Bauchmuskeln.

3. Heben Sie acht Mal die Hände zu den Schultern und senken Sie sie. Heben Sie das andere Bein, wiederholen Sie die Übung acht Mal.

Versuchen Sie, die Hüften auszurichten, um sicherzugehen, dass die richtigen Muskeln im Kraftgürtel arbeiten. Gehen Sie bewusst an die Übung, um die Beziehung zwischen Rippen, Armen und Becken zu spüren und versuchen Sie diese ausgerichtet zu halten. Dann sind auch die Schultern richtig ausgerichtet.

Bizeps-Training im Sitzen mit gehobenem Bein

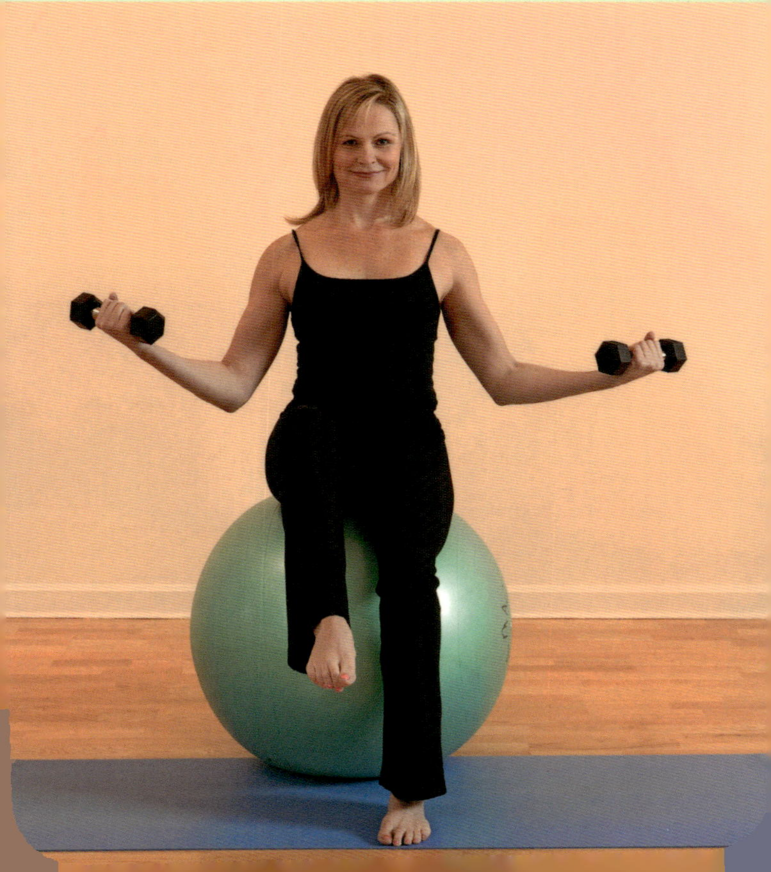

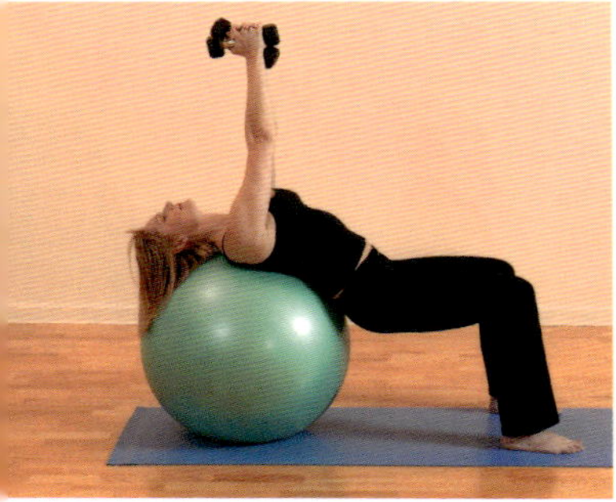

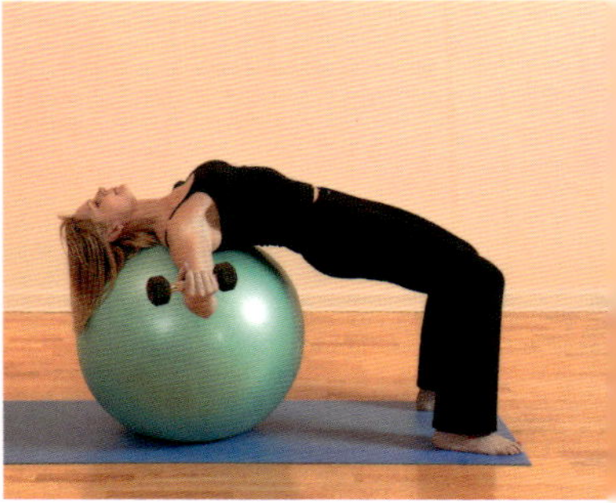

ZIEL: Dehnt und kräftigt die Brustmuskeln.

1. Rückenlage auf dem Ball, Hüften in eine flache Liegestützposition gehoben, Kopf auf dem Ball liegend, Gewichte neben den Hüften auf dem Boden. Nehmen Sie die Gewichte auf und ziehen Sie die Gewichte zur Brust, indem Sie die Ellbogen beugen. Drücken Sie die Arme gerade nach oben, die Handflächen zueinander gedreht.

2. Atmen Sie beim Öffnen der Arme zur Seite ein, die Handflächen zeigen nach oben. Beginnen Sie die Bewegung in den Schulterblättern und achten Sie auf einen starken Kraftgürtel, um die Position von Hüften und unterem Rücken während der Übung zu halten.

3. Atmen Sie beim Zusammenführen der Arme über der Brust aus. Die Handflächen zeigen zueinander. Die Ellbogen sind während der gesamten Übung leicht gebeugt, die Handgelenke sind in einer Linie mit dem Unterarm ausgerichtet. Wiederholen Sie die Übung acht Mal.

Flyings in Rückenlage

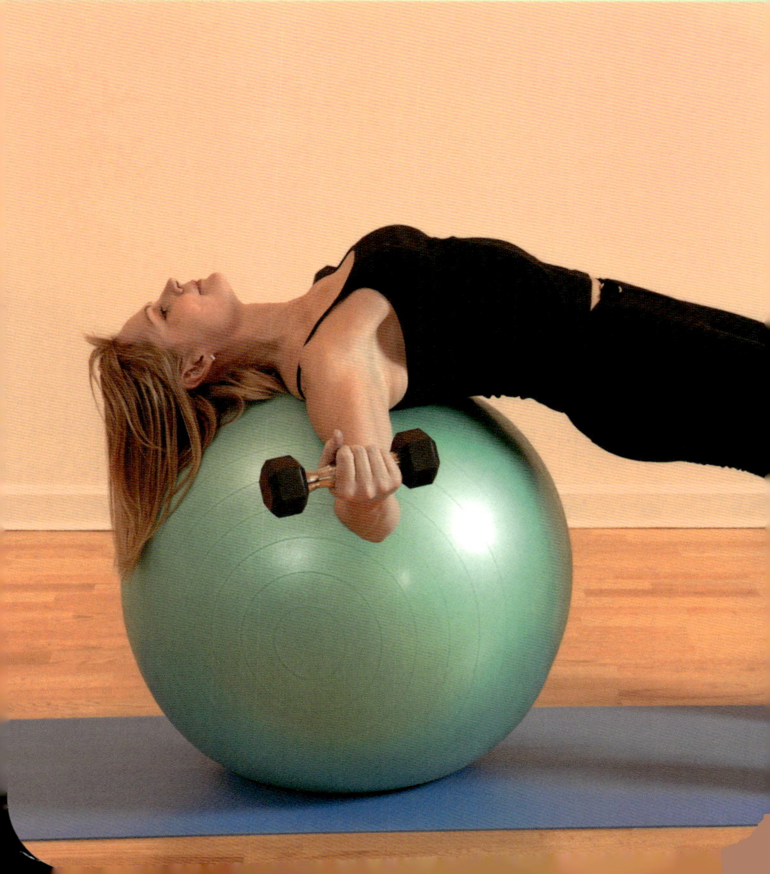

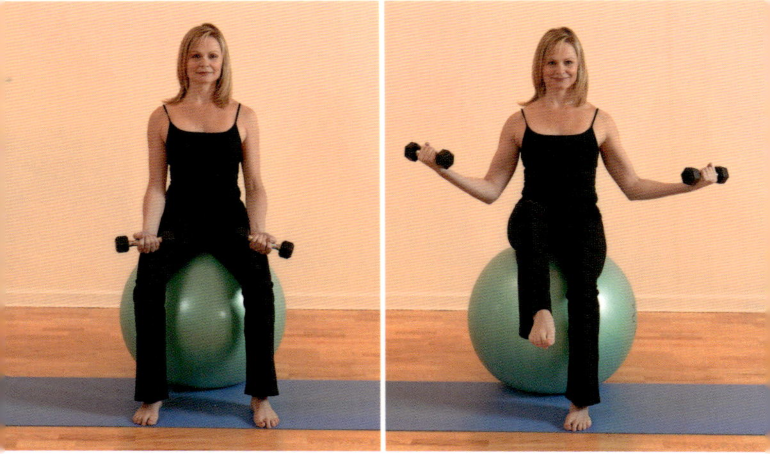

ZIEL: Kräftigt und formt beim Kraftgürteltraining die Schultervorderseiten.

① Sitzhaltung auf dem Ballscheitel, Füße hüftbreit nebeneinander, Ellbogen gebeugt, Unterarme auf den Beinen, in jeder Hand ein Gewicht.

② Heben Sie die Hände bis auf Schulterhöhe, heben Sie dabei ein Bein.

③ Halten Sie den Rücken stabil, die Bauchmuskeln gespannt und ein Bein drei Wiederholungen lang gehoben, wechseln Sie dann das Bein und wiederholen Sie wieder drei Mal.

④ Langsam zurückkommen und die Übung zwei Mal pro Bein wiederholen.

Achten Sie beim Heben mit gebeugten Knien darauf, die schrägen Bauchmuskeln zu spannen und das Becken neutral zu halten.

Seitheben im Sitzen mit einem gehobenen Bein

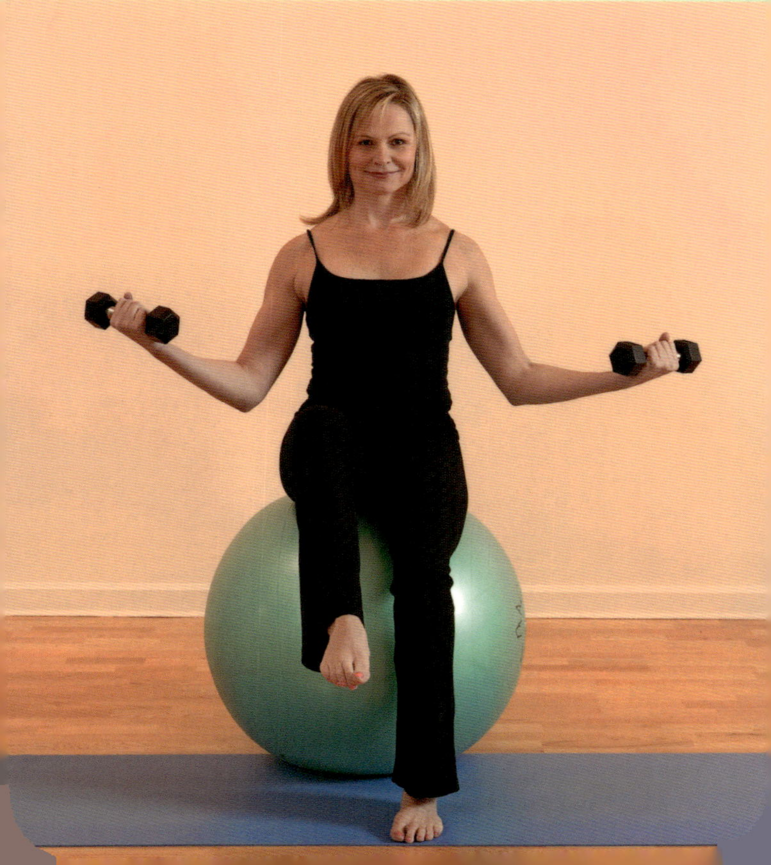

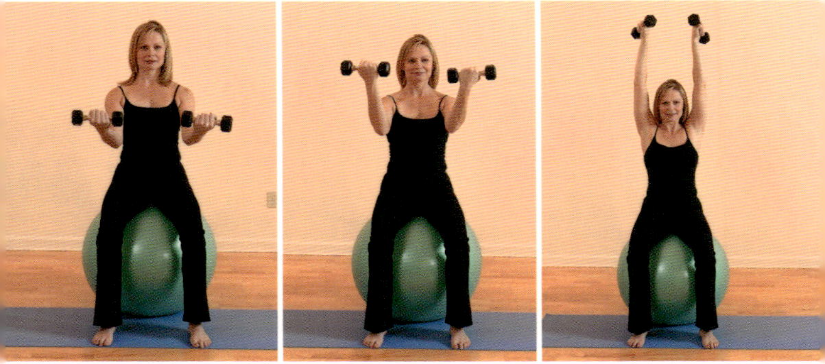

ZIEL: Diese Bewegung trainiert die Vorder- und Oberseiten der Schultern und verbessert Ihre Körperhaltung.

1. Sitzposition auf dem Ballscheitel, Füße hüftbreit, Ellbogen gebeugt, Unterarme auf den Beinen. Halten Sie in jeder Hand ein Gewicht.
2. Heben Sie die Hände in einem Bizeps-Curl bis auf Schulterhöhe. Beginnen Sie dann die Arme weiter zu einer Schulterpresse zu heben.
3. Halten Sie den Rücken stabil und die Bauchmuskeln angespannt, heben Sie die Arme bis über den Kopf, drehen Sie dann die Handflächen nach vorn.
4. Kommen Sie langsam zurück. Wiederholen Sie die Übung vier Mal.

Wenn Sie Schulterprobleme haben, können Sie die Übung abändern. Heben Sie die Ellbogen bis auf Nasenhöhe und strecken Sie die Arme nicht aus. Machen Sie nur kleine Bewegungen, bis Ihre Schultern stabiler geworden sind.

Schulterpresse

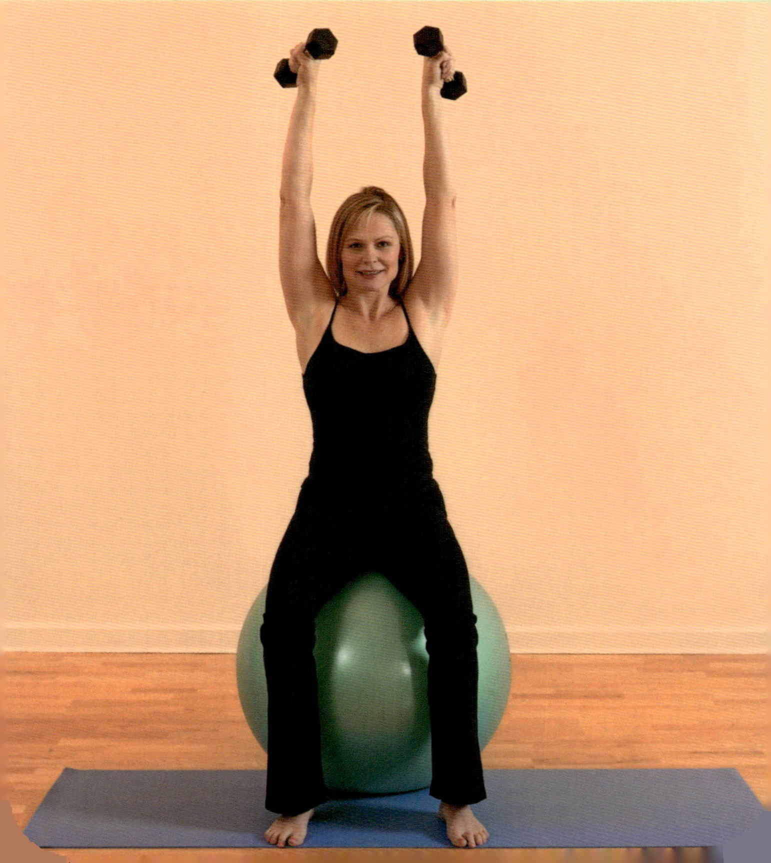

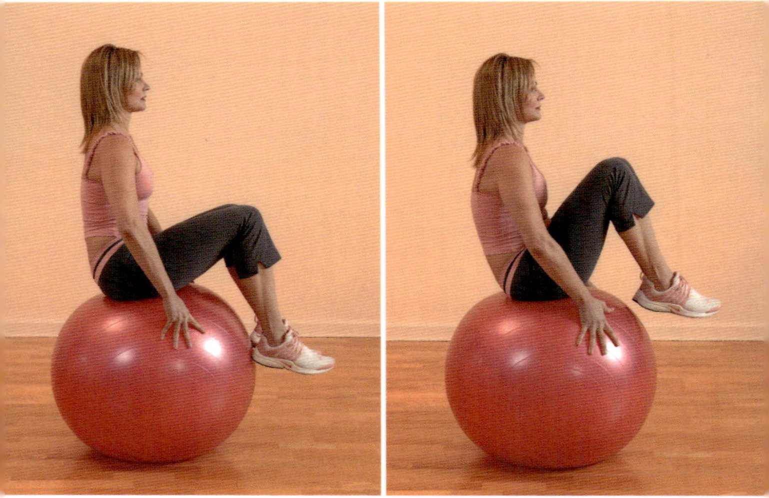

ZIEL: Kräftigt Ihre Bauchmuskeln und den unteren Rücken.

① Sitzposition auf dem Ball, Knie rechtwinklig zu den Hüften, die Hände auf dem Ball. Die Fersen pressen in den Ball.

② Heben Sie beide Knie gleichzeitig Richtung Brust, setzen Sie dazu die Muskeln der Bauchregion ein.

③ Kehren Sie zur Startposition zurück. Wiederholen Sie die Übung fünf Mal. Versuchen Sie, bis zu fünfzehn Wiederholungen zu erreichen.

Kniepressen im Sitzen

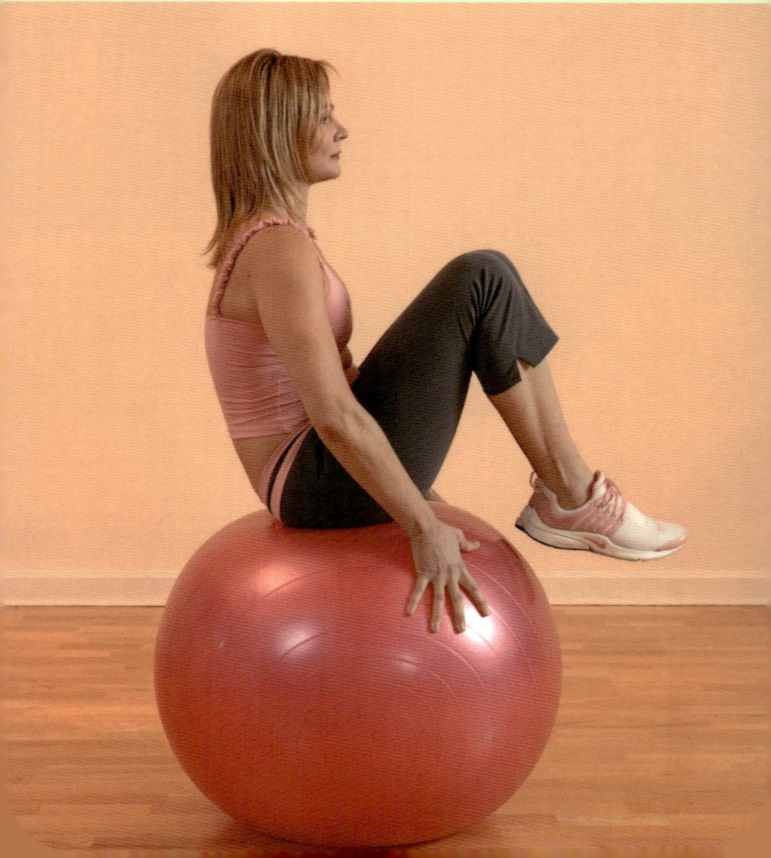

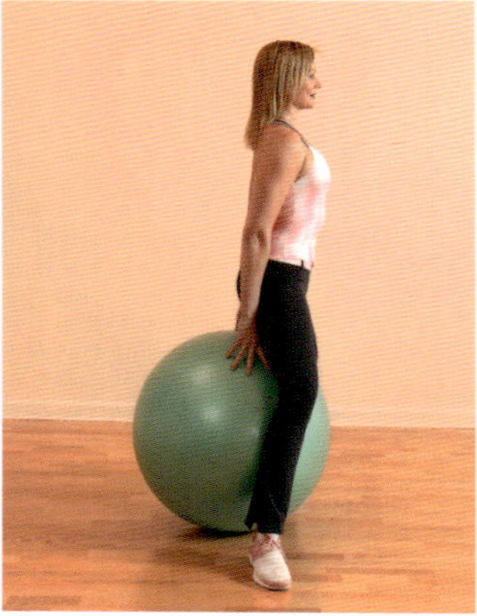

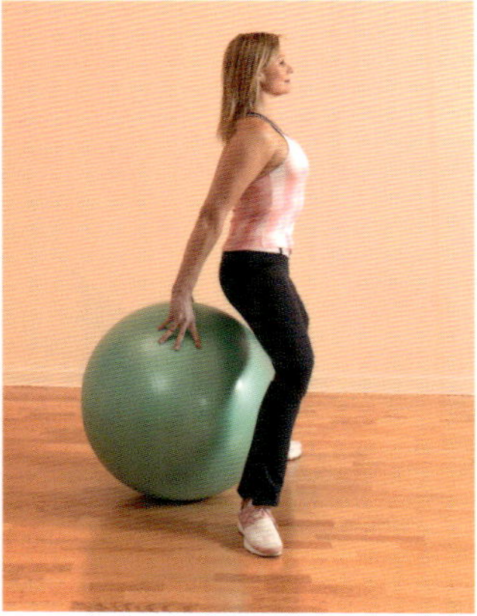

ZIEL: Kräftigt und dehnt Beinbeuger und Quadrizeps, formt das Gesäß.

① Standposition vor dem Ball, Beine in der zweiten Grand-Plié-Position (Ballett), Füße weit auseinander, Beine aus der Hüfte ausgedreht. Halten Sie den Ball mit den Händen hinter den Hüften.

② Spannen Sie die Bauch- und Rückenmuskeln an, um das Becken in neutraler Position, nach oben gezogen zu halten. Rollen Sie, wenn Sie mit gebeugten Knien ins tiefe Plié gehen, den Ball mit den Armen nach hinten, Ellbogen gestreckt. Kehren Sie zur Ausgangsposition zurück und wiederholen Sie die Übung acht Mal.

Lehnen Sie sich leicht auf die Hände zurück und spüren Sie wie Ihr Trizeps sich spannt. Ziehen Sie die Schultern von den Ohren weg, um die Brust zu weiten und zu stabilisieren. In der fortgeschritteneren Version heben Sie die Fersen vom Boden und heben und senken den Körper mithilfe des Trizeps, der Ball bleibt am Platz.

Zweite Grande-Plié-Position

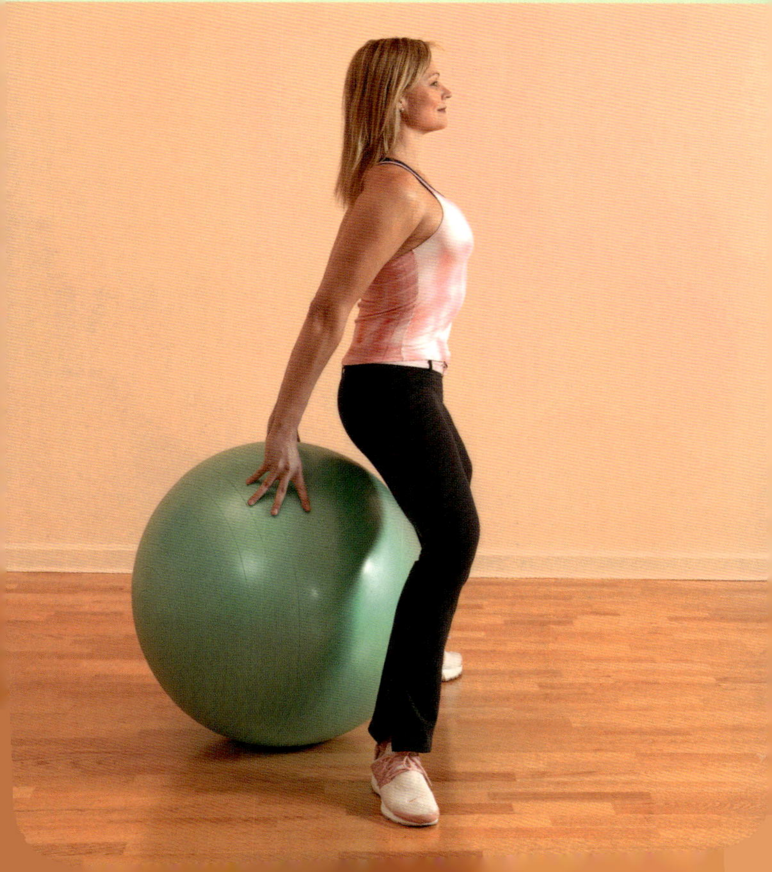

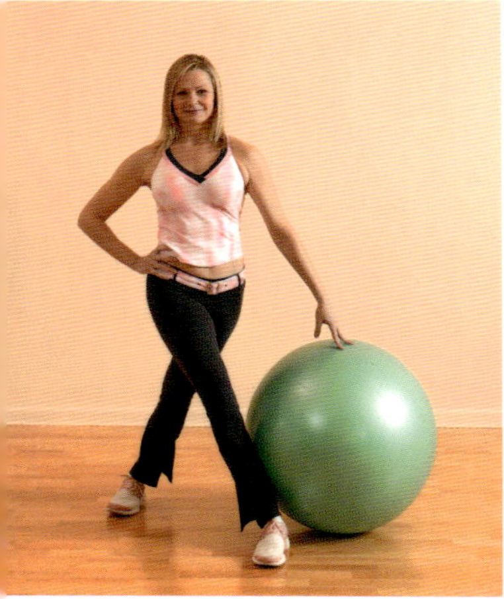

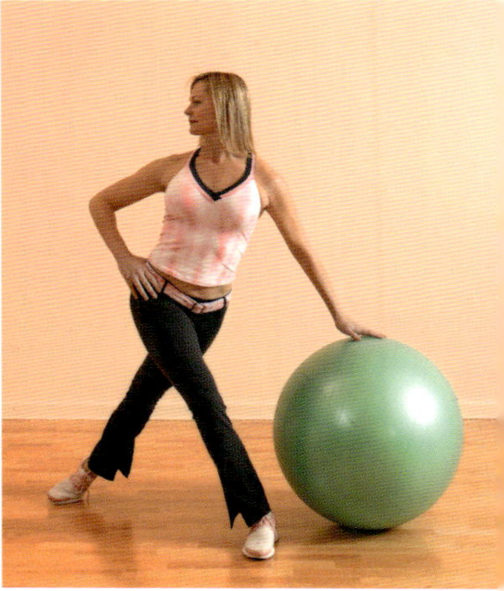

ZIEL: Kräftigt das Iliotibialband entlang dem äußeren Oberschenkel.

① Gehen Sie einen Schritt nach vorn, eine Beinbreite Abstand zwischen den Füßen. Drehen Sie die hinteren Zehen nach innen, sodass die Füße parallel stehen, Hüften zeigen nach vorn, Fingerspitzen halten den Ball hinter der vorderen Ferse. Die andere Hand liegt auf der Hüfte.

② Beugen Sie das vordere Knie, rollen Sie den Ball mit nach vorn, Hüfte dreht nach hinten. Drehen Sie gleichzeitig Ellbogen und Rumpf und strecken Sie den Arm nach hinten. Mit gespannten Bauch- und äußeren Oberschenkelmuskeln den Körper aufrecht halten.

③ Rollen Sie den Ball zurück, wiederholen Sie die Bewegung vier Mal. Halten Sie beim letzten Mal die Drehung, um die Dehnung zu maximieren und wippen Sie vorsichtig acht Mal. Wechseln Sie die Seite und spüren Sie einen Moment der unterschiedlichen Beinlänge nach. Wiederholen Sie die Übung vier Mal auf jeder Seite.

Gedrehter Ausfallschritt, gestreckter Arm

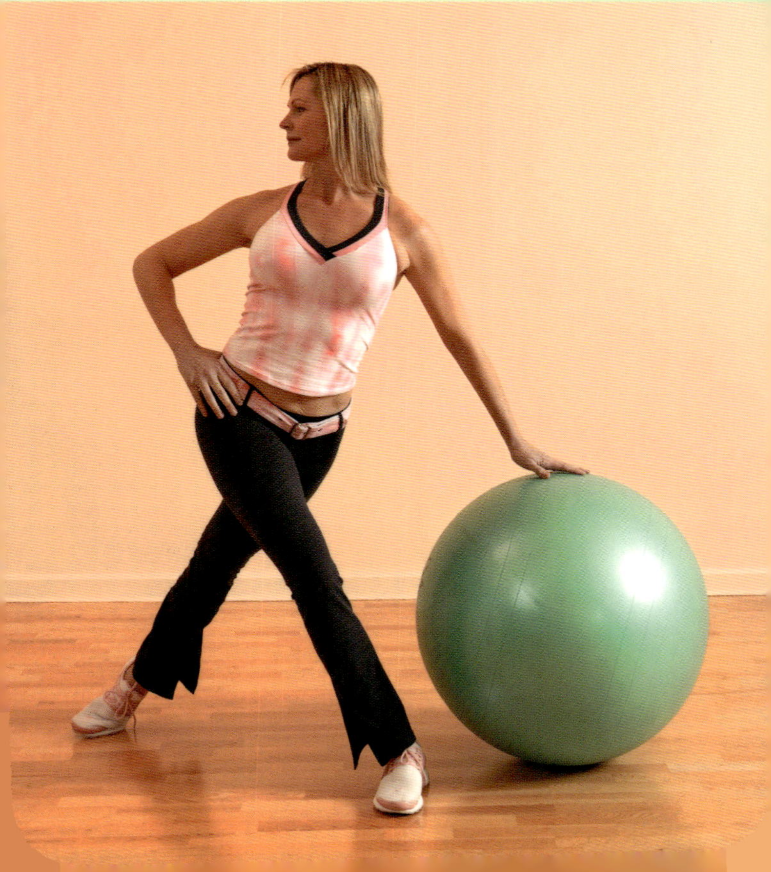

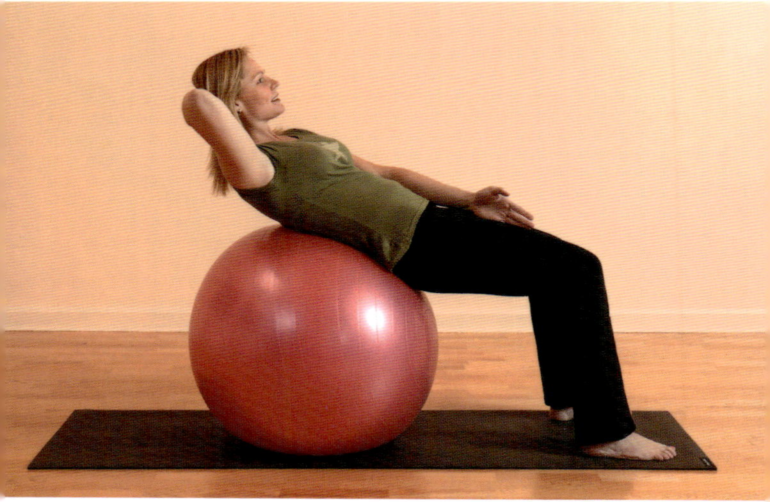

ZIEL: Kräftigt die unteren Rückenmuskeln und verbessert die Körperhaltung. Die Drehung der Wirbelsäule tut außerdem bei Rückenschmerzen gut.

① Rückenlage auf dem Ball, der Oberkörper etwas höher als die Beine, Knie und Hüften aufeinander ausgerichtet, eine Hand hinter dem Kopf. Kreuzen Sie einen Arm zum gegenüberliegenden Bein.

② Schieben Sie die Hand an der Außenseite des Oberschenkels abwärts, die Hüften bleiben ruhig, der Brustkorb zieht in entgegengesetzter Richtung des Arms nach oben.

③ Kehren Sie zur Ausgangsposition zurück und wechseln Sie den Arm. Wiederholen Sie die Bewegung zwei Mal auf jeder Seite. Ziel sind bis zu fünf Wiederholungen der gesamten Übung.

Säge

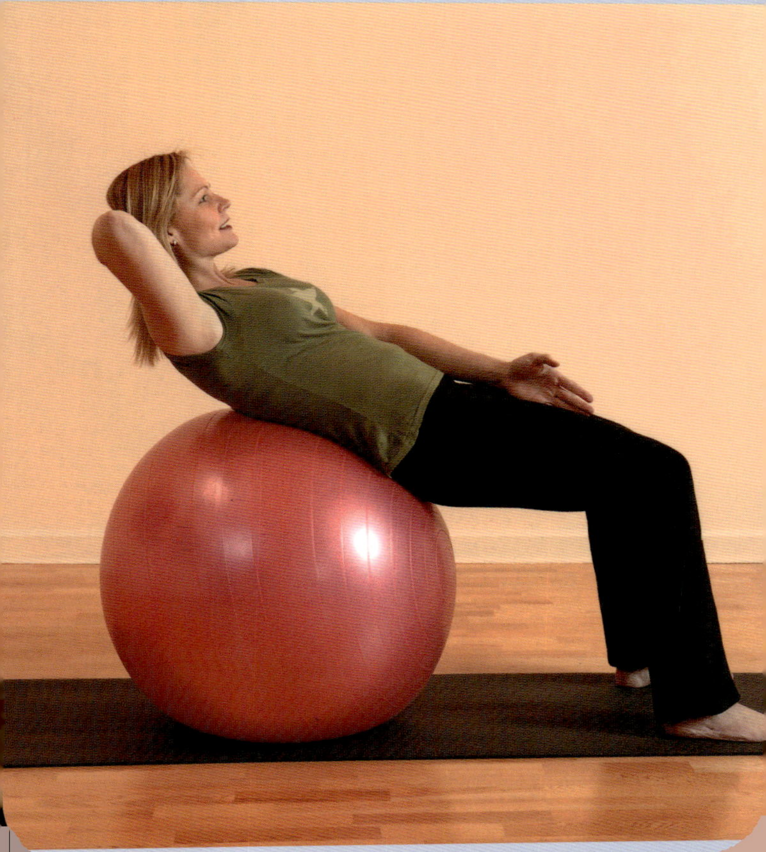

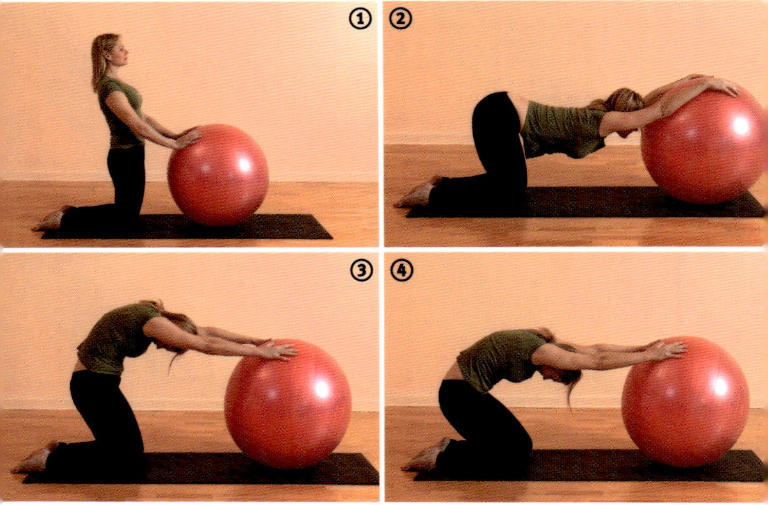

ZIEL: Entspannt Rücken, Bauch, Nacken und Oberschenkel.

① Knien Sie auf dem Boden, die Hände auf dem Ball.

② Rollen Sie den Ball nach vorn, strecken Sie die Wirbelsäule dabei bis zum Hohlkreuz. Stützen Sie sich dabei mit den Unterarmen ab.

③ Rollen Sie den Ball zurück, runden Sie dabei Ihre Wirbelsäule und stützen Sie sich dabei mit den Händen ab.

④ Kehren Sie zur Ausgangsposition zurück. Lehnen Sie sich dann zu einem Oberschenkel-Stretching nach hinten, die Pomuskeln ziehen dabei Richtung Fersen. Wiederholen Sie die Übung nach Wunsch.

Yoga-Katzen-Dehnung

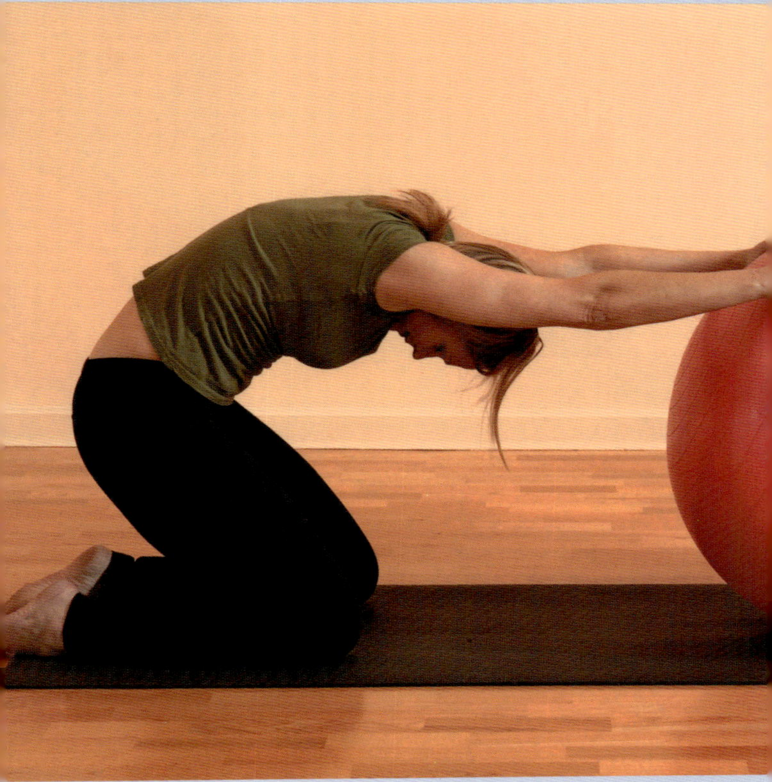

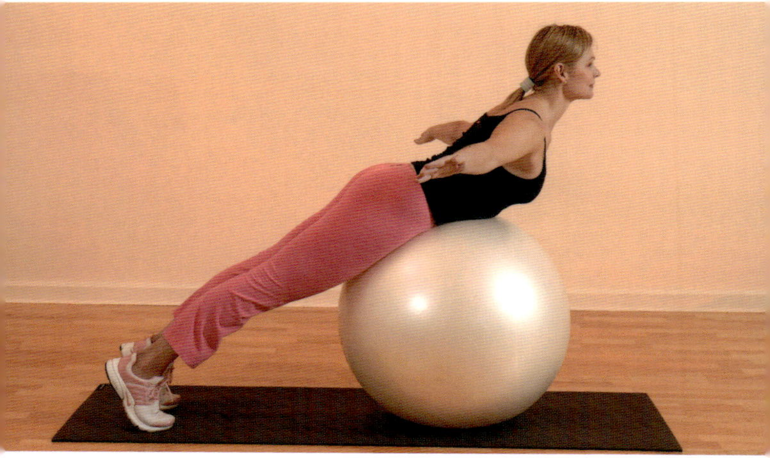

ZIEL: Kräftigt und dehnt die Rauten- und Trapezmuskeln.

① Bauchlage über dem Ball, die Knie leicht gebeugt, aber oberhalb des Bodens. Strecken Sie die Arme seitlich in Schulterhöhe zur T-Form aus. Halten Sie den Nacken lang.

② Strecken Sie die Beine, indem Sie den Ball nach vorn rollen. Die Arme ziehen dabei nach hinten Richtung Hüften.

③ Kehren Sie zur Ausgangsposition zurück und wiederholen Sie die Bewegung zehn Mal.

Halten Sie die Kernmuskeln gespannt, damit sich der Rücken nicht zu weit nach hinten biegt und Ihre Wirbelsäule richtig ausgerichtet ist.

T-Zug des oberen Rückens in Bauchlage

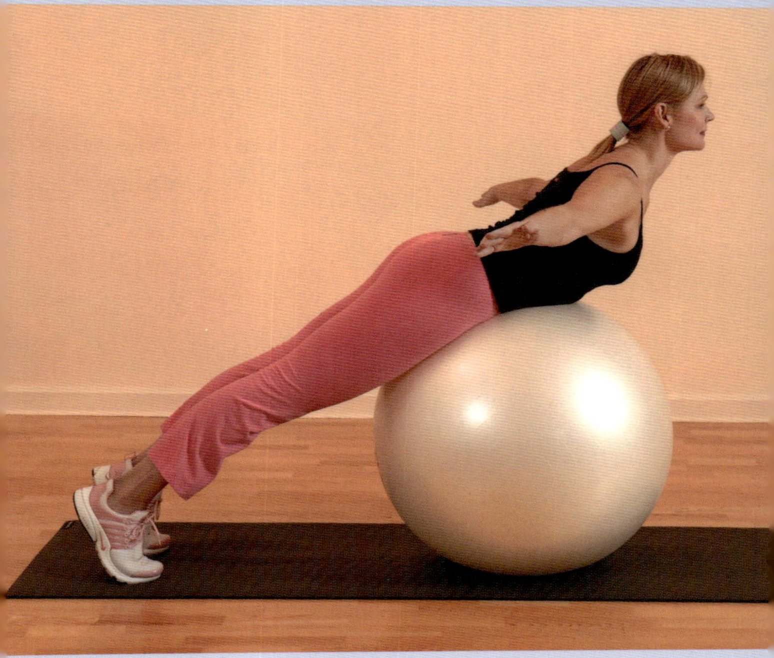

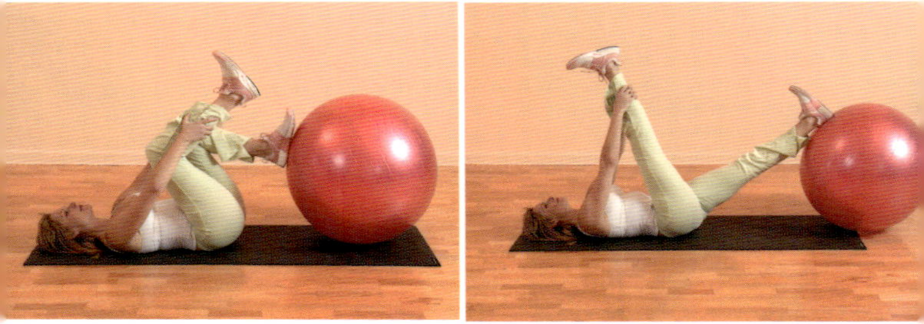

ZIEL: Dehnt und entspannt die Rückseiten der Beine.

① Rückenlage auf dem Boden, die Knie im rechten Winkel gebeugt, beide Füße flach auf dem Ball. Ziehen Sie ein Bein Richtung Brust und halten Sie es mit beiden Händen – falls Sie nicht so beweglich sind hinter dem Knie, andernfalls näher am Knöchel.

② Beginnen Sie beide Beine gleichzeitig zu strecken. Dehnen Sie das Bein, das Sie umfassen. Unterstützen Sie die Dehnung mit den Händen hinter der Wade oder dem Knie. Das andere Bein rollt den Ball nach vorn und lockert so die Spannung im Hüftbeuger und sorgt gleichzeitig für eine neutrale Beckenposition.

③ Rollen Sie den Ball zurück zum Gesäß und beugen Sie das gestreckte Bein. Ziehen Sie den Oberschenkelknochen aktiv in die Hüftgelenkpfanne, während das Steißbein sich vom Körper weg zum Boden zieht. Wiederholen Sie die Übung fünf Mal, wechseln Sie das Bein.

Ein Yoga-Band ist fantastisch, aber auch ein Handtuch oder ein Bademantelgürtel helfen, den Oberschenkelknochen in die Hüftgelenkpfanne zu ziehen.

Beinbeugerdehnung in Rückenlage

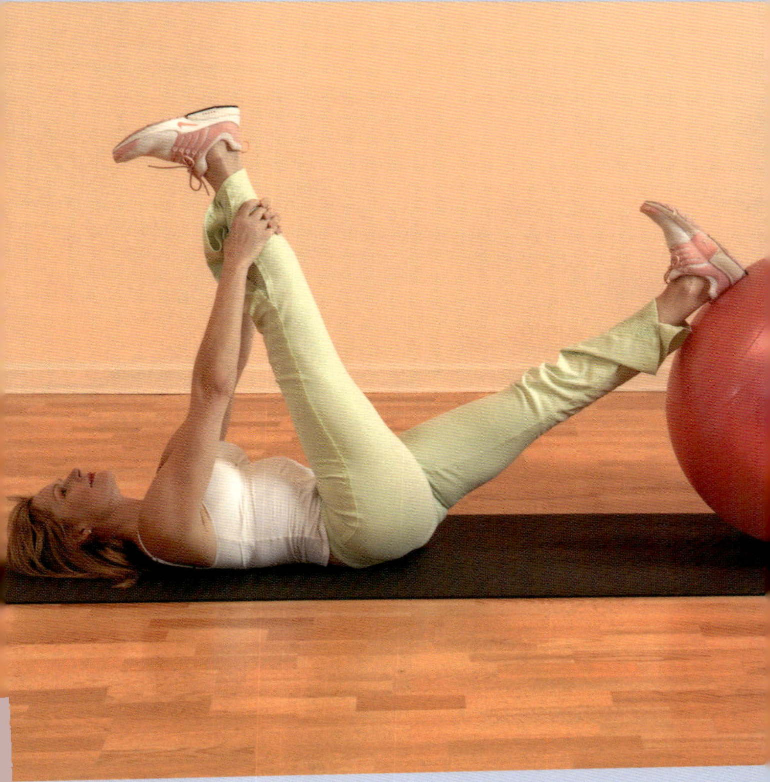

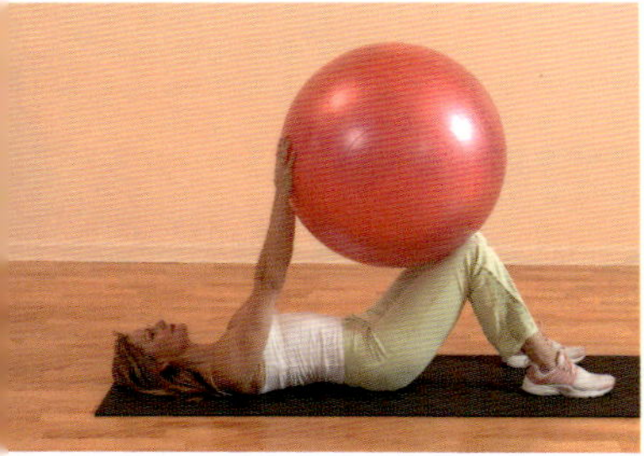

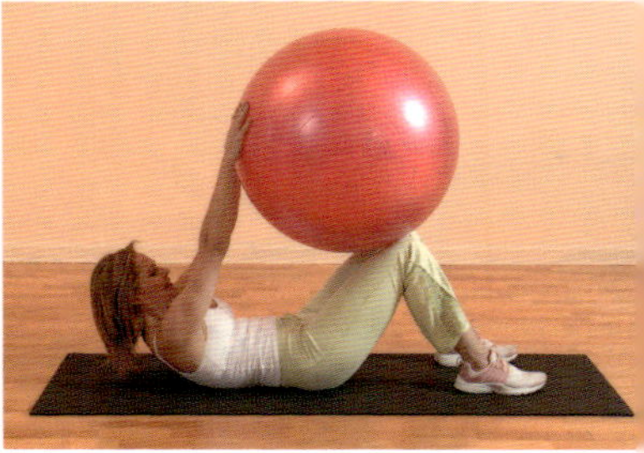

ZIEL: Mit dieser Übung erlernen Sie am besten, wie man eine richtige Bauchpresse (oder Crunch) durchführt, denn hier kommt es darauf an, die Muskeln gerade nicht zu pressen, sondern lange, flache Bauchmuskeln zu machen.

① Rückenlage, angezogene Knie, Füße flach auf dem Boden. Nehmen Sie den Ball zwischen Hände und Knie. Halten Sie die Hände schulterbreit voneinander, die Arme gestreckt.

② Starten Sie mit einem sanften Rückwärts- und Vorwärtsrollen des Balls. Halten Sie die Wirbelsäule lang und den Kopf auf dem Boden. Machen Sie kein Hohlkreuz und halten Sie den Nacken gerade.

③ Rollen Sie den Ball jetzt die Oberschenkel hoch und heben Sie dabei Kopf, Nacken und Schultern vom Boden, ohne mit den Händen zu sehr zu drücken. Halten Sie das Steißbein fest auf dem Boden. Wiederholen Sie die Übung acht bis zehn Mal.

Unübliche Bauchpressen

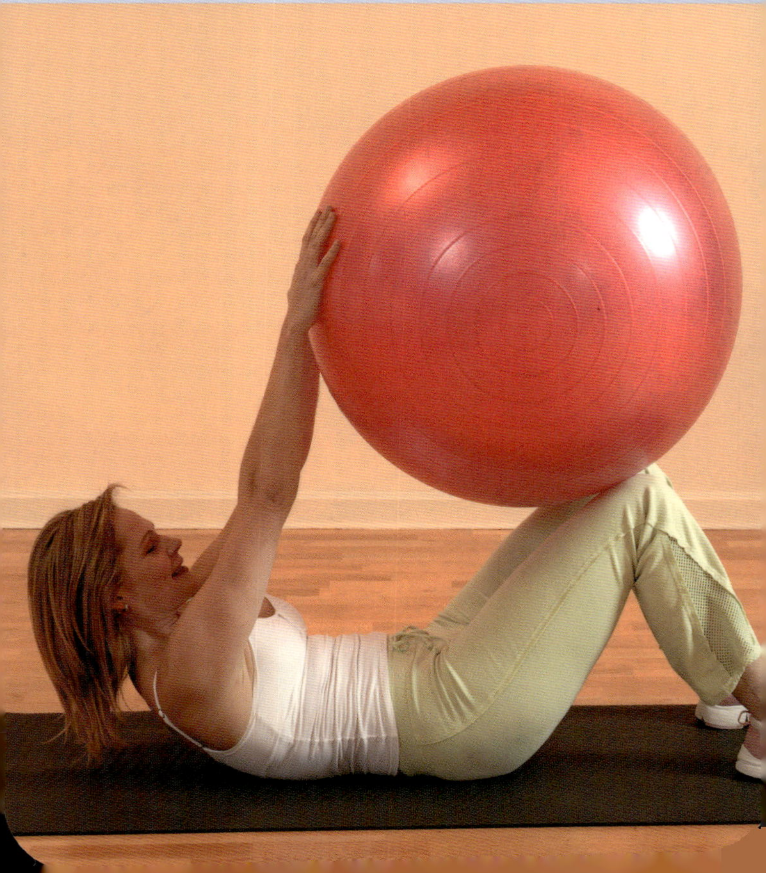

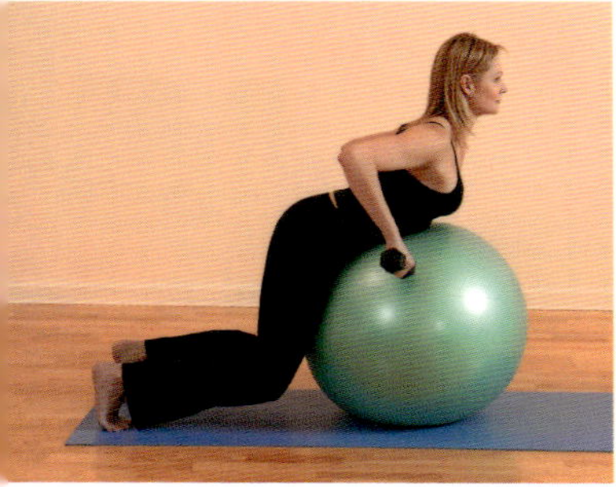

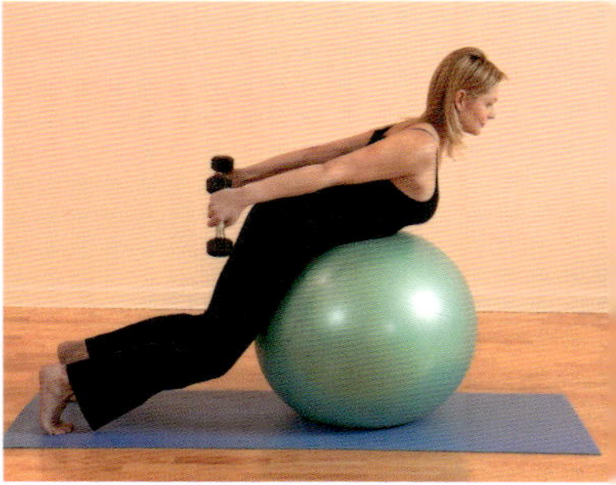

ZIEL: Kräftigt die Rückseite der Oberarme.

① Legen Sie den Rumpf über den Ball, Beine auseinander und etwas gebeugt, auf den Fußballen ruhend. Beugen Sie die Ellbogen zur Zimmerdecke, halten Sie die Gewichte mit den Handflächen nach hinten.

② Strecken Sie die Arme mit einer Drehbewegung des Oberarms, Handflächen nach innen.

③ Kehren Sie zur Ausgangsposition zurück. Zehn Mal wiederholen.

Sie können aus der Übung auch eine Rückendehnung machen, wenn Sie die Beine strecken und die Arme nach hinten ziehen, ohne die Schultern zusammenzudrücken.

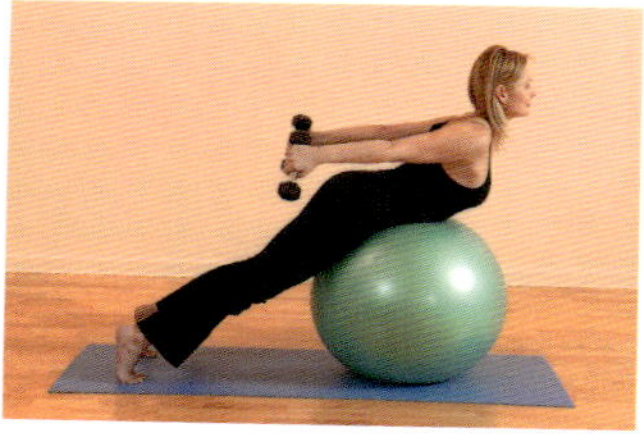

Trizeps-Dehnung im Liegen

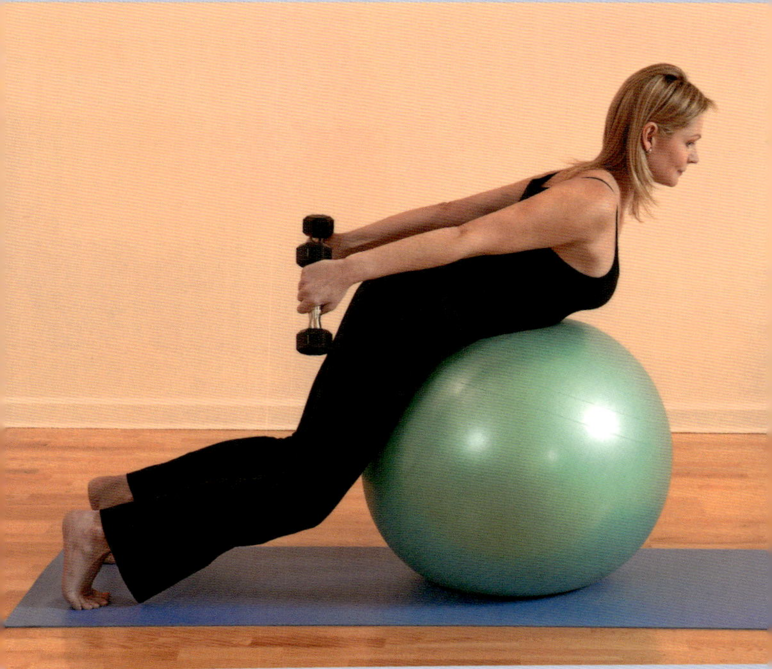

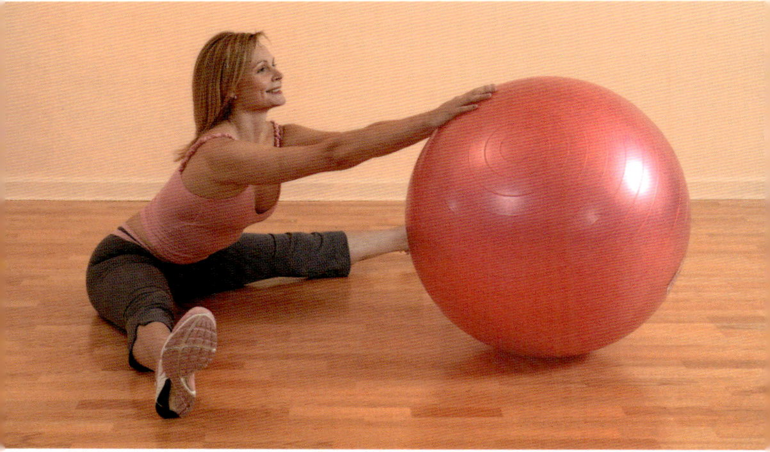

ZIEL: Dehnt Rücken und Oberkörper und stärkt Ihren Kraftgürtel.

1. Sitzposition, die Beine weit gegrätscht, der Ball liegt zwischen den Oberschenkeln. Die Hände liegen oben auf dem Ball, die Arme sind gestreckt.

2. Rollen Sie den Ball nach vorn. Die Dehnung einige Atemzüge halten, dann zur Ausgangsposition zurückkehren. Fünf Mal wiederholen.

In der fortgeschritteneren Version können Sie den Ball beim Wechseln jeweils zu jedem Fuß rollen und dabei die Hüften fest auf dem Boden halten.

Vorwärtsrollen im Sitzen

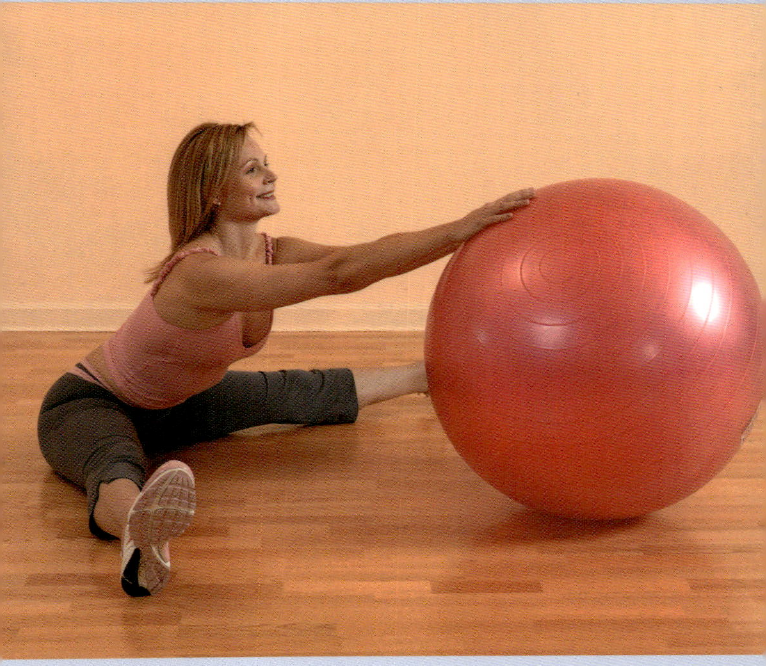

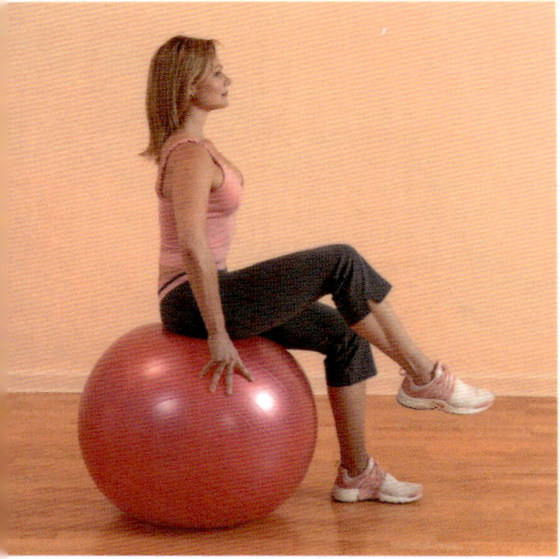

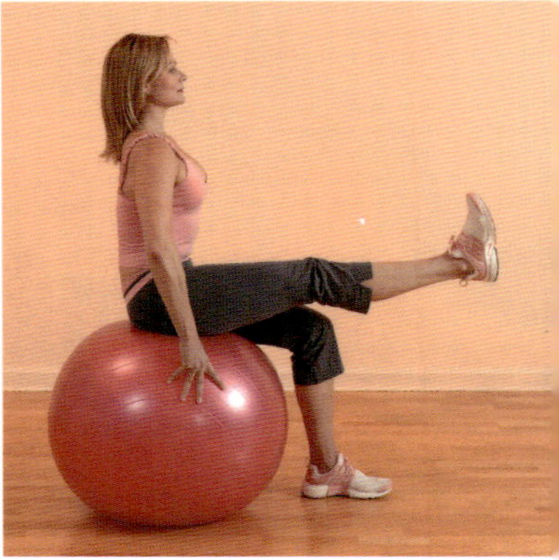

ZIEL: Kräftigt Ihre Quadrizeps-Muskeln.

① Sitzen Sie auf dem Ballscheitel, unterstützen Sie mithilfe der Hände. Mit zunehmender Balance können Sie die Arme seitlich ausstrecken.

② Heben Sie ein Knie und strecken Sie das Bein aus, die Dehnung geht durch die Ferse. Die Füße sind angezogen, die Zehen zeigen nach oben.

③ Kehren Sie zur Ausgangsposition zurück und wiederholen Sie die Übung auf der anderen Seite. Wiederholen Sie zehn bis zwölf Mal.

Halten Sie die Hüften gerade, setzen Sie Ihre Kernmuskeln ein, um die Balance auf dem Ball besser zu halten. In der fortgeschritteneren Version können Sie die Arme über den Kopf heben und auf den Fußballen balancieren.

Beindehnung im Sitzen

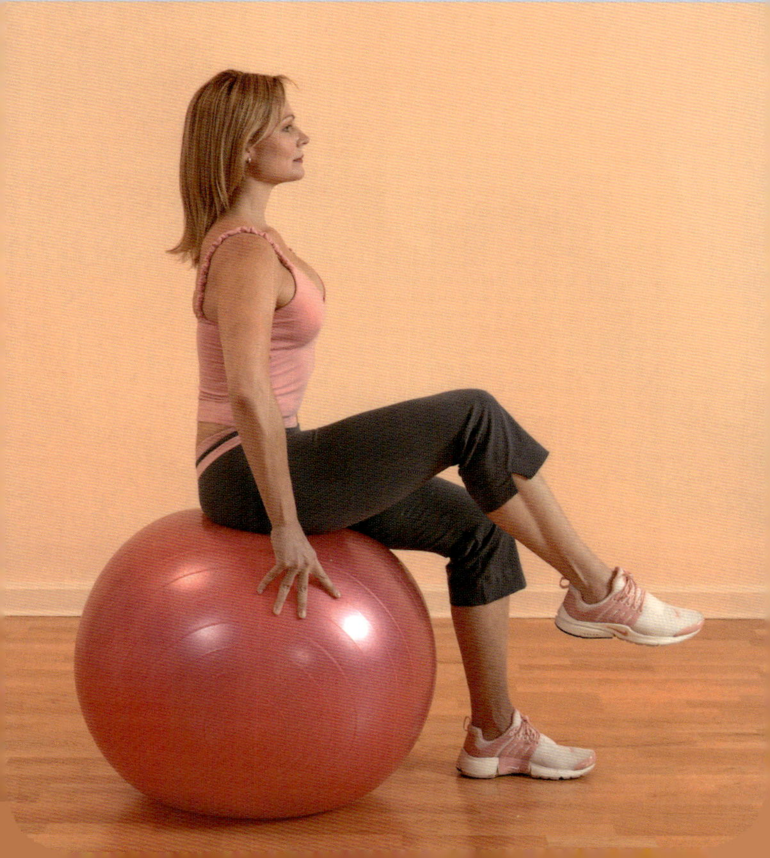

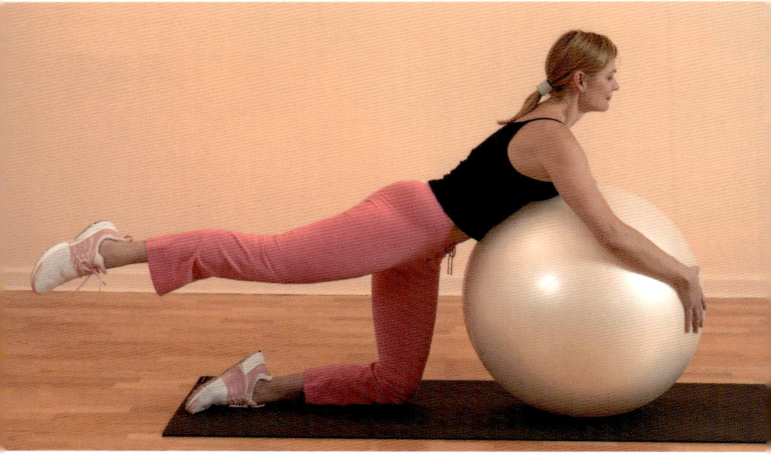

ZIEL: Kräftigt die Beinbeuger und die Gesäßmuskeln; definiert die Figur im Bereich zwischen dem Po und den Beinen.

1. Knien Sie auf dem Boden, der Körper liegt über dem Ball. Ziehen Sie den Ball mit den Armen zur Brust.

2. Strecken Sie ein Bein aus und heben Sie es hüfthoch an.

3. Kehren Sie zur Ausgangsposition zurück und wechseln Sie das Bein. Wiederholen Sie die Übung zehn Mal auf jeder Seite.

Halten Sie Hüften, Schultern und Kopf in einer geraden Linie, damit Sie während der Übung richtig ausgerichtet sind. Wenn Sie im Hohlkreuz sind oder Ihr Kinn zu weit nach oben zeigt, spüren Sie Verspannungen in Nacken und Rücken.

Abwechselnde Beindehnung

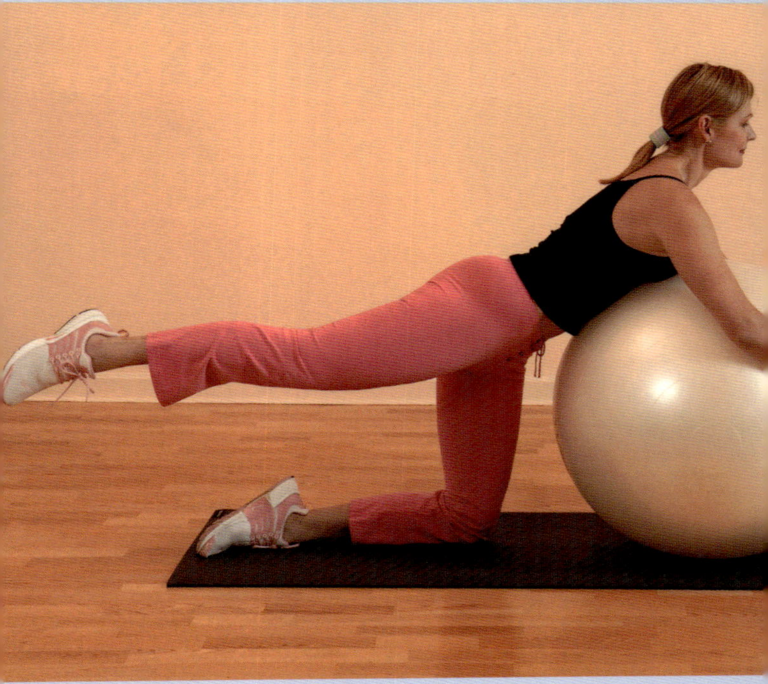

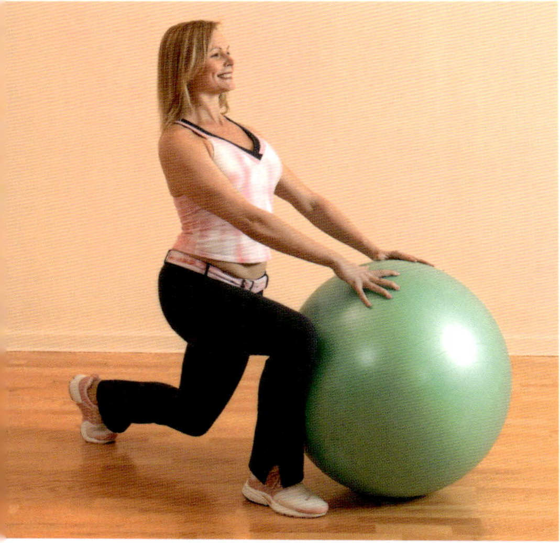

ZIEL: Dehnt beim Quadrizeps-Training Hüftbeuger und Beinbeuger.

① Stehen Sie im Ausfallschritt, etwa zwei Fußbreit Platz zwischen dem vorderen und dem hinteren Bein. Legen Sie den Ball direkt vor Ihr Vorderbein, die Hände liegen leicht oben auf dem Ball. Ihr Körpergewicht sollte auf dem hinteren Fußballen ruhen.

② Pressen Sie das Knie fest gegen den Ball, um zu spüren, wie sich der innere Oberschenkel und der Rumpf heben. Spannen Sie die Kernmuskeln, verteilen Sie das Körpergewicht gleichmäßig auf beide Beine.

③ Beugen Sie beide Knie gleichzeitig, während Sie den Ball nach vorn rollen, Wirbelsäule dabei gerade über den Beinen halten. Rollen Sie zur Startposition, wiederholen Sie die Bewegung sechs Mal auf jeder Seite.

Rollender Ausfallschritt nach vorn

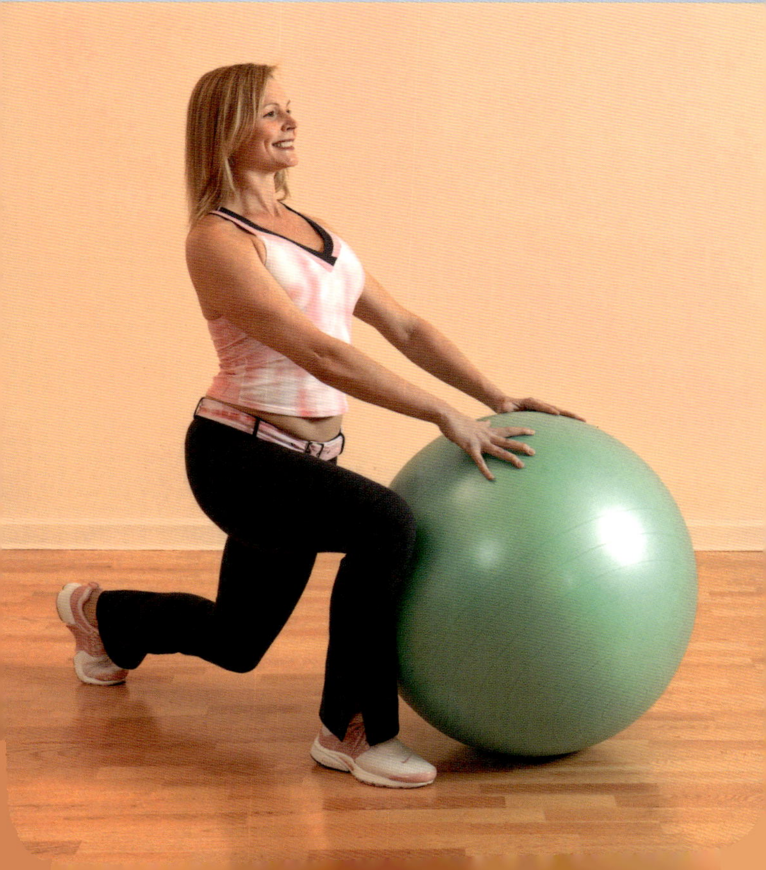

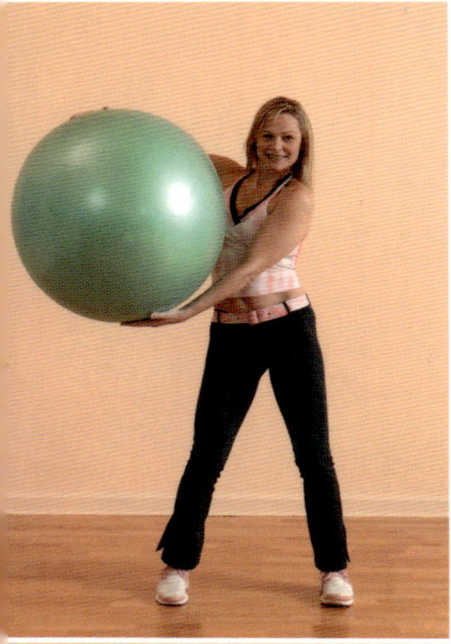

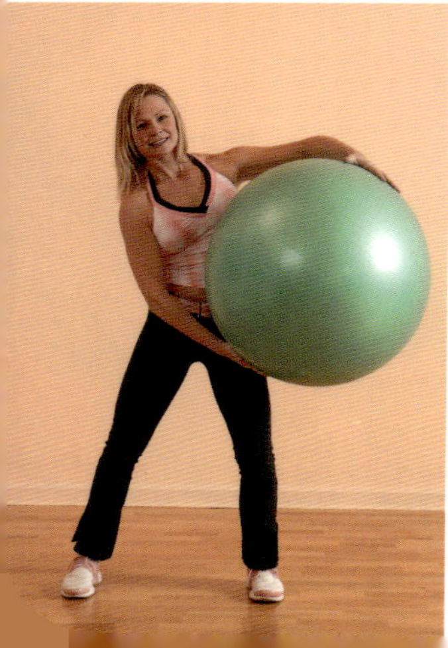

ZIEL: Macht die Schultern und den oberen Rücken beweglicher.

① Standposition, Beine hüftbreit auseinander, Knie gebeugt. Halten Sie den Ball mit beiden Händen in Taillenhöhe. Ellbogen zur Beteiligung der Brustmuskeln anheben.

② Bewegen Sie den Ball in einer fließenden 8-er-Form. Beginnen Sie an einer Schulter und wechseln Sie beim Becken die Richtung. Führen Sie die Bewegung mit dem Ellbogen und ziehen Sie sie aus den Schulterblättern heraus. Wiederholen Sie die Übung sechs Mal.

Halten Sie die Hüften gerade und ruhig, indem Sie die unteren Bauchmuskeln anspannen. Pressen Sie nicht die Pomuskeln zusammen.

Achter

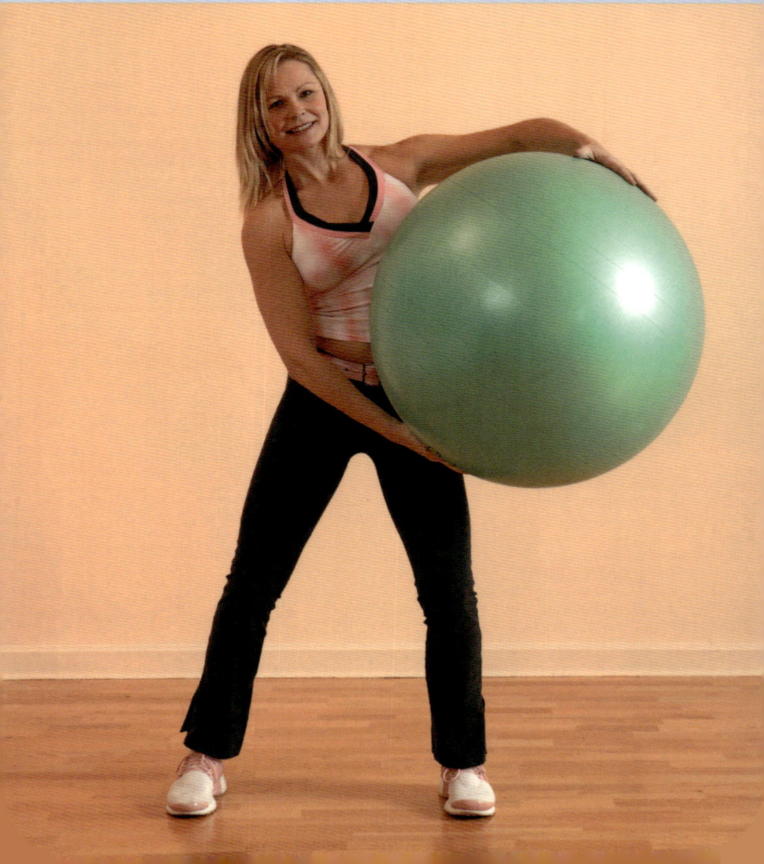

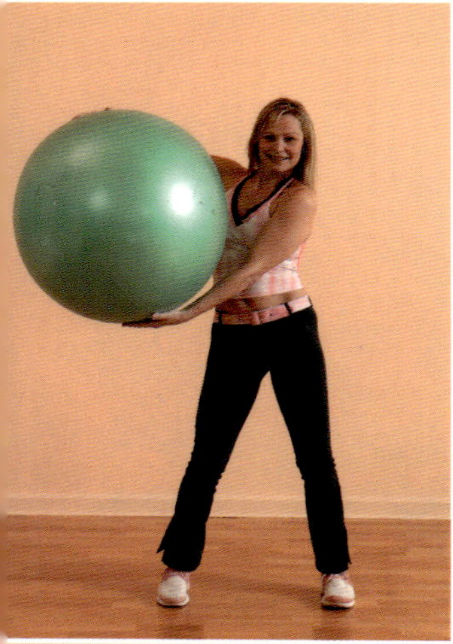

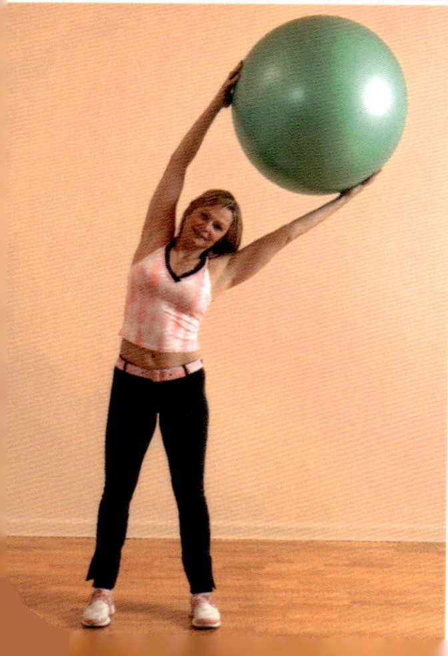

ZIEL: Dehnt die gesamte Seite und kräftigt Rumpf- und Rückenmuskulatur.

1. Standposition, Beine hüftbreit auseinander, Füße leicht nach innen, Knie etwas gebeugt. Halten Sie den Ball in den Händen, die Schultern unten und entspannt halten.
2. Heben Sie den Ball mit gestreckten Armen über den Kopf und beugen Sie sich auf eine Seite.
3. Kehren Sie zur Mitte zurück und wiederholen Sie zur anderen Seite. Machen Sie die Übung zwei Mal.

Das Anspannen der Kernmuskeln vor dem Beugen sorgt für eine schlanke Taille. Wenn Sie die Muskeln jedoch zusammenpressen, gibt das sowohl eine dicke Taille als auch eine zusammengestauchte Lendenwirbelsäule. Bleiben Sie also entspannt. Achten Sie darauf, dass die Schultern nicht nach hinten wegrutschen.

Seitwärtsbeugen im Stehen

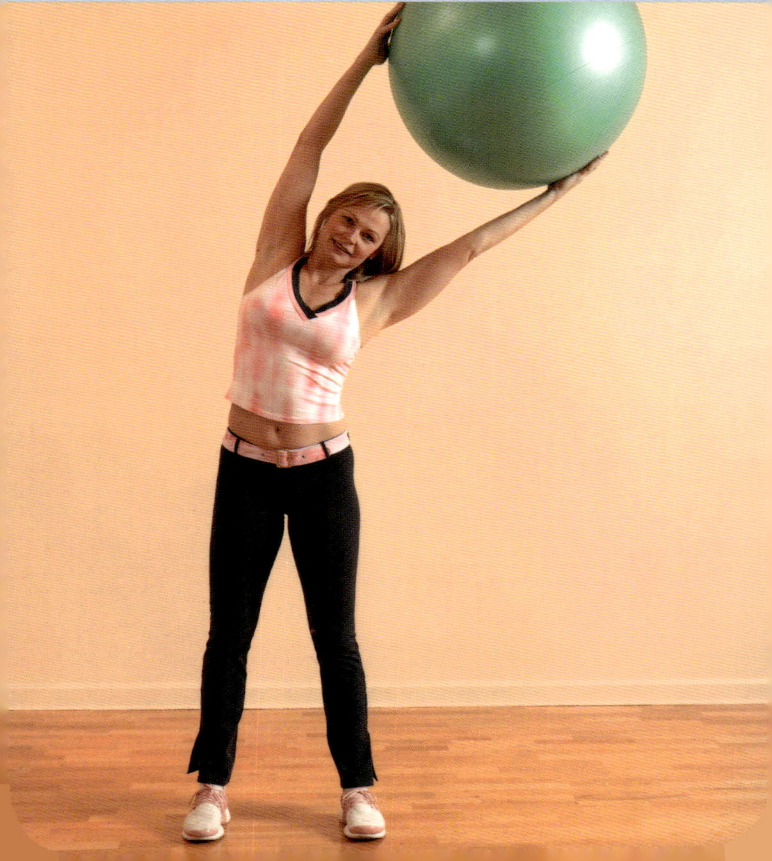

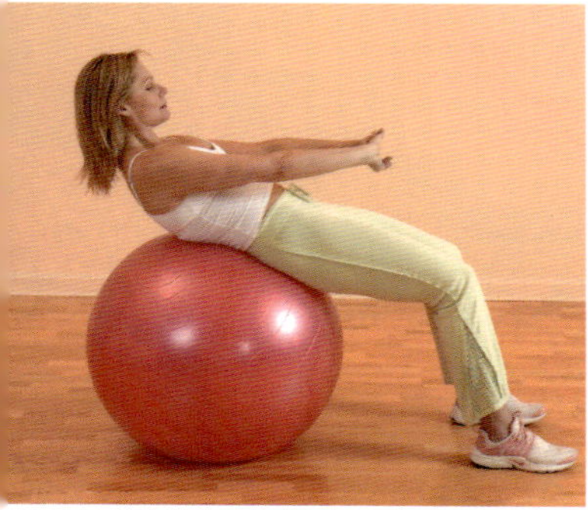

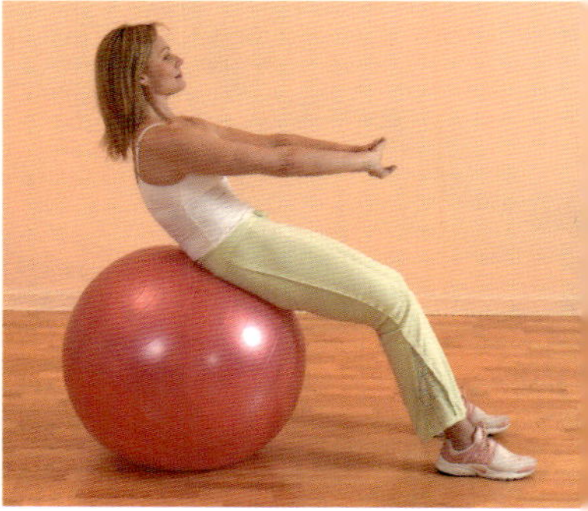

ZIEL: Dies ist eine Grundübung zur Erzielung eines flachen Bauches sowie der richtigen Rundung in der unteren Wirbelsäule.

① Setzen Sie sich kurz vor den Ballscheitel, Arme nach vorn gestreckt, Hände leicht gefaltet. Rollen Sie den Ball nach vorn und bringen Sie mit gerundetem oberen Rücken den mittleren und unteren Rücken auf den Ball.

② Ziehen Sie die Bauchmuskeln nach innen und hinten oben und heben Sie den mittleren Rücken vom Ball. Pressen Sie den unteren Rücken in den Ball und verlängern Sie Ihren Rumpf. Die Mitte nicht zusammenpressen. Atmen Sie beim Vorwärtsbewegen der Arme und dem Zurücklehnen der Taille aus.

③ Kehren Sie langsam zur Ausgangsposition zurück und wiederholen Sie die Übung zehn Mal.

In C-Form ziehen

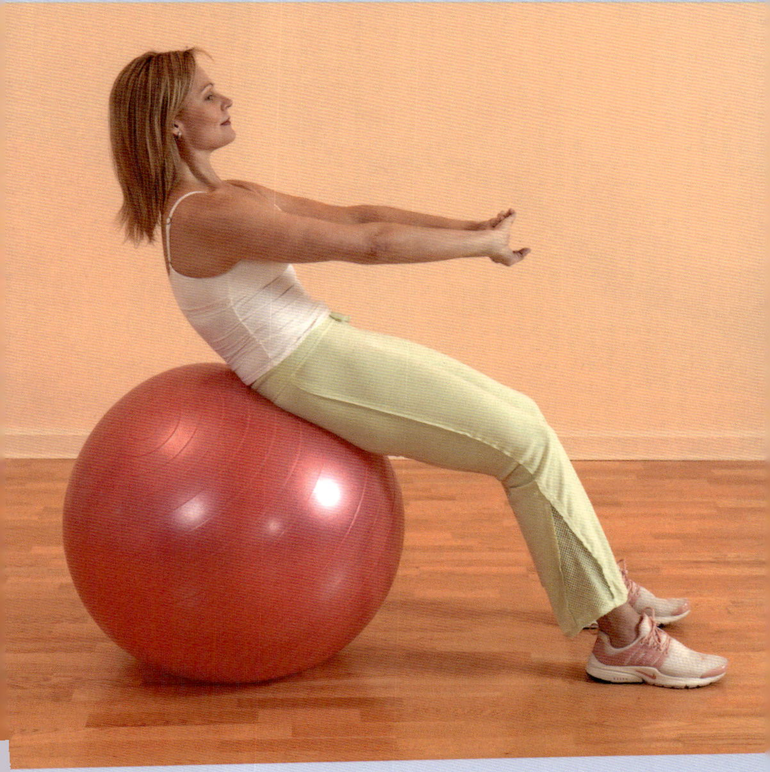

ZIEL: Dehnt und wärmt die schrägen Bauchmuskeln.

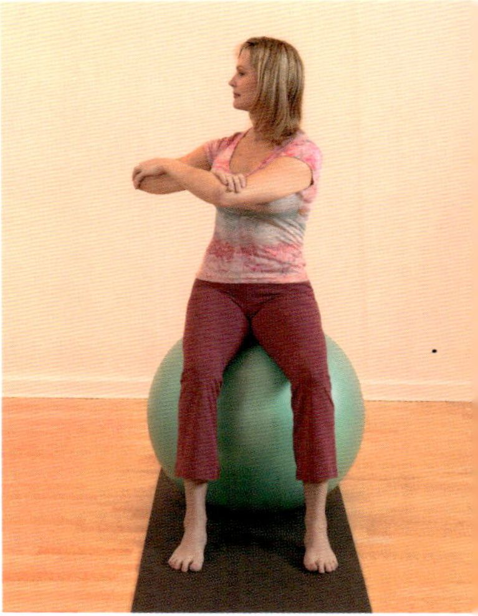

1. Setzen Sie sich auf den Ball, Knie und Hüften aufeinander ausgerichtet. Die Knöchel müssen unter den Knien sein, die Arme auf Schulterhöhe, Hände auf dem gegenüberliegenden Ellbogen.

2. Atmen Sie ein, wenn Sie die Bauchmuskeln spannen, um den Brustkorb zu heben.

3. Atmen Sie aus, wenn Sie den Rumpf drehen, Ellbogen bleiben im rechten Winkel. Das Becken bleibt nach vorn gerichtet – stellen Sie sich vor, ein Gegenzug hält die Hüften gerade. Der Kopf darf sich sanft mit dem Rumpf drehen, der Nacken bleibt lang, während Sie über die Schulter blicken.

4. Kehren Sie zur Mitte zurück und trainieren Sie die andere Seite. Wiederholen Sie die Übung vier Mal auf jeder Seite.

Wenn sich Ihre Beine bewegen, weist das darauf hin, dass sich auch Ihr Becken bewegt, das stört die Wirbelsäulendehnung. Beginnen Sie mit einer kleinen Drehung, konzentrieren Sie sich jedoch auf das Heben. Nutzen Sie die Atmung, um die Wirbelsäule lang zu machen und die Bauchmuskeln zu trainieren.

Rumpfdrehung auf dem Ball

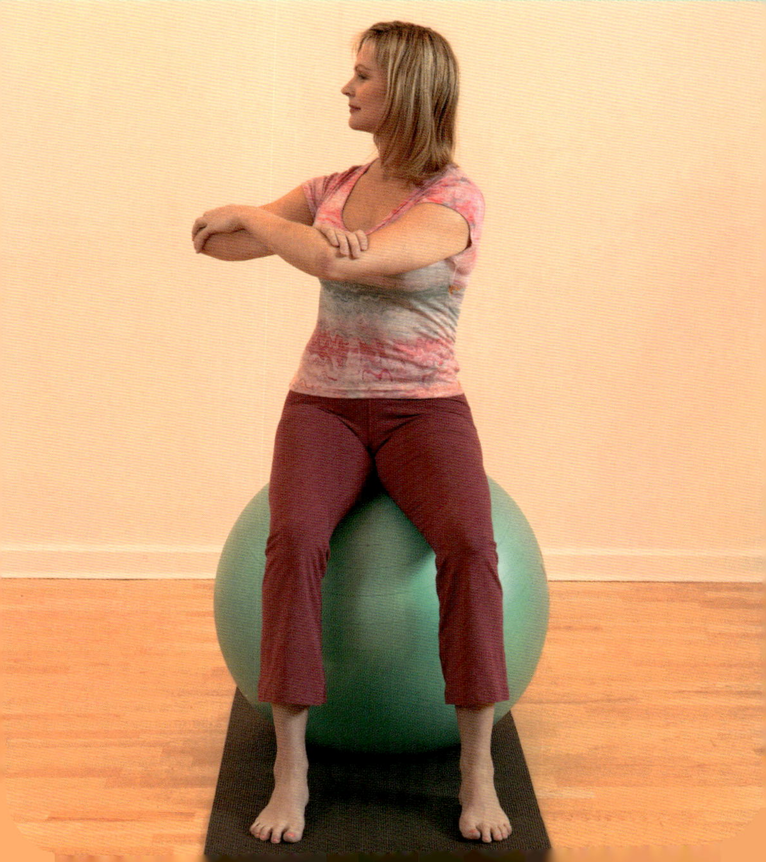

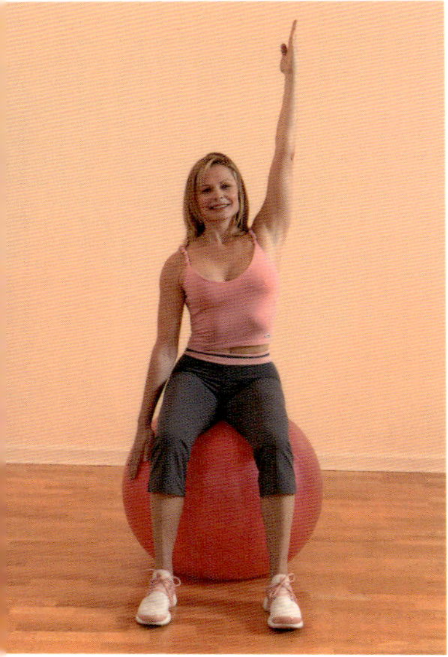

Die Hand auf dem Ball muss mit leichtem Druck herunterrutschen, um die Gegenhüfte unten zu halten. Dadurch spüren Sie, wie Ihre Bauchmuskeln den Kraftgürtel stabil und die Wirbelsäule aufrecht halten.

ZIEL: Dehnt die seitlichen Muskeln und weitet den Brustbereich.

① Heben Sie auf dem Ball sitzend Ihren linken Arm, die Handfläche innen. Der rechte Arm ist unten, die Handfläche zeigt nach innen.

② Ziehen Sie Ihren rechten Arm nach unten, während Sie den linken nach oben heben. Pressen Sie die Handfläche leicht in den Ball, um die Gegenhüfte auf dem Ball zu halten. Dadurch können die schrägen Bauchmuskeln den Kraftgürtel stabil und die Wirbelsäule aufrecht halten.

③ Kommen Sie zur Mitte zurück, Bauchmuskeln gespannt halten und die andere Seite trainieren. Wiederholen Sie die Übung vier Mal.

Seitendehnung durch Heben eines Arms

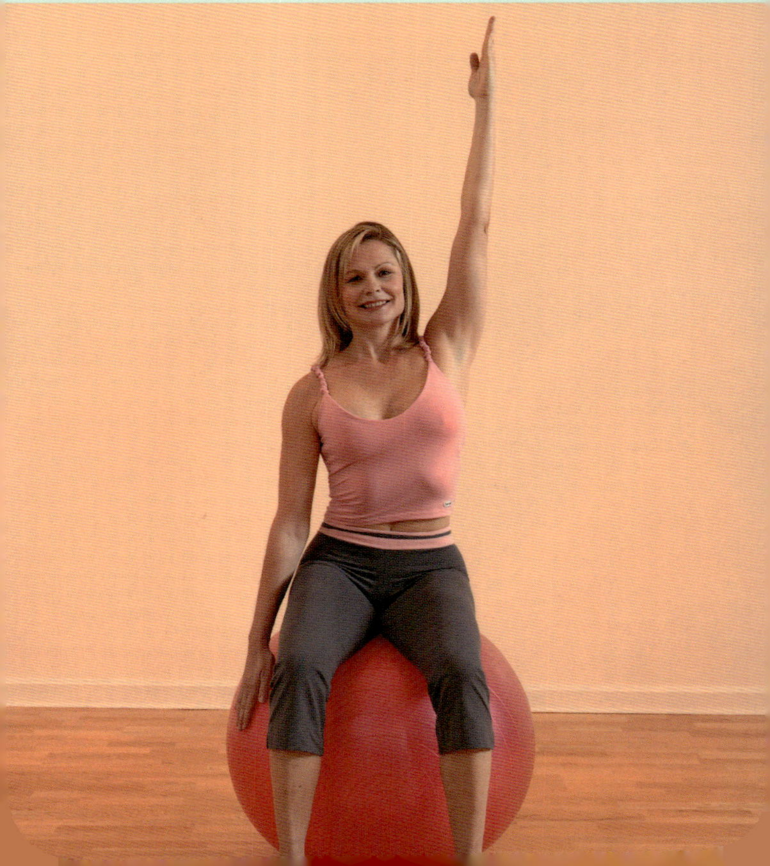

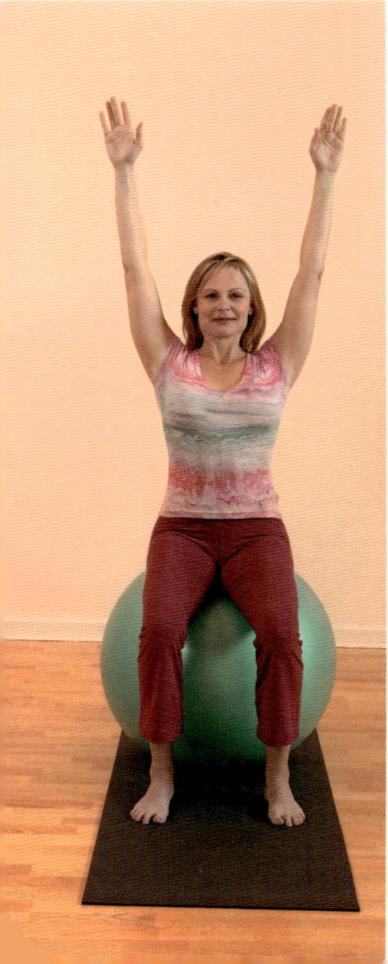

ZIEL: Dehnt Schultern, Rücken und Brust.

1. Setzen Sie sich auf den Ball, die Arme seitlich.

2. Beim Einatmen den Ball nach vorn rollen und den Brustkorb weiten. Schwingen Sie die Arme hoch und dehnen Sie Seiten und Bauch.

3. Beim Ausatmen den Ball zurückrollen und die Arme senken, der Körper bleibt aufrecht und gerade. Sie sollten bei jeder Wiederholung mehr Dehnung spüren. Sechs Mal wiederholen.

Versuchen Sie, sich nicht aus der Schulter heraus zu bewegen. Bewegen Sie sich statt dessen mit den Brust- und Rückenmuskeln.

Armschwünge

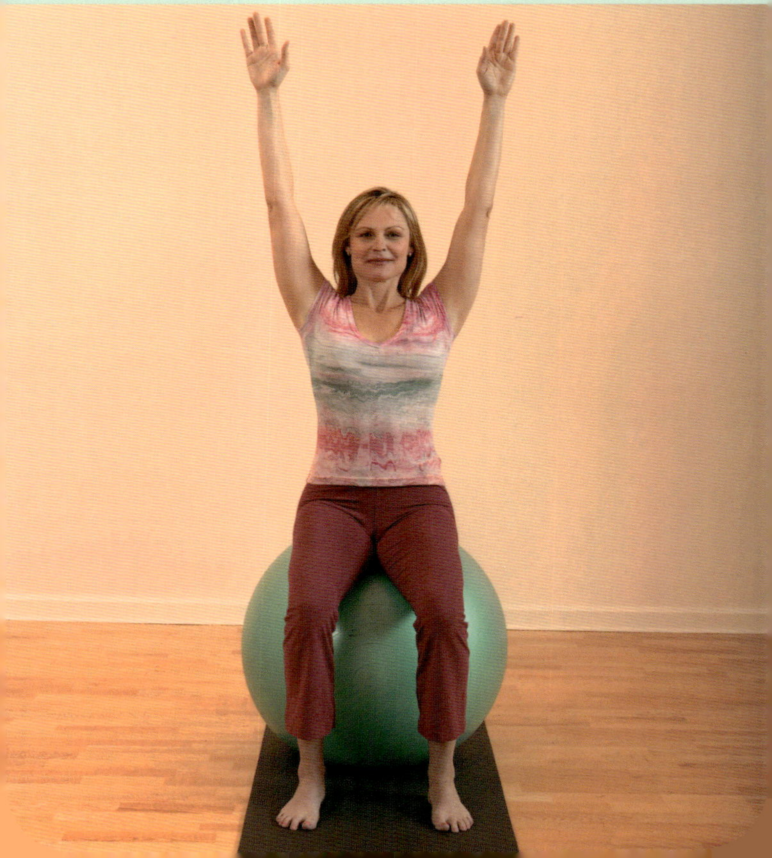

AUFWÄRMÜBUNG 1

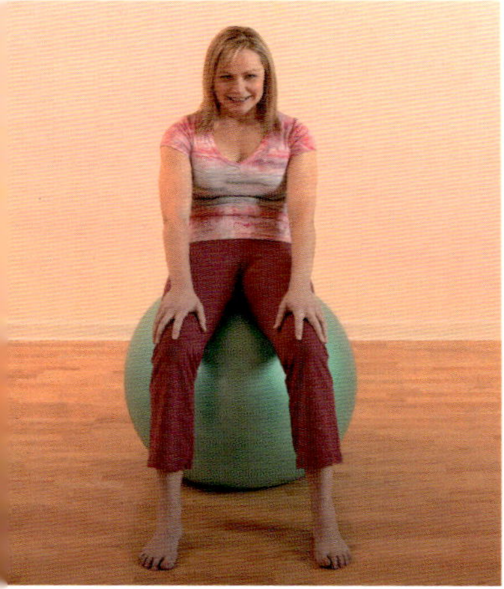

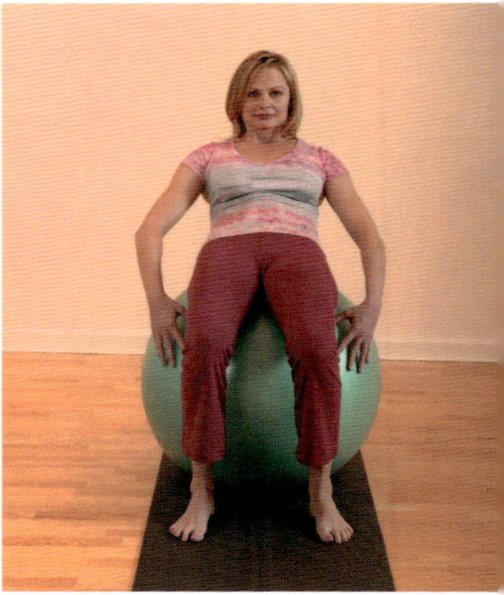

ZIEL: Warm-up des unteren Rückens und des Bauchbereichs.

① Ziehen Sie auf dem Ball sitzend Ihre Beckenbodenmuskeln nach innen und oben. Spannen Sie sich durch die Rippen hindurch weiter an und legen Sie die Hände zur Unterstützung leicht auf den Ball.

② Atmen Sie ein und rollen Sie den Ball nach vorn, lassen Sie die Knie dabei über den Knöcheln gebeugt, kippen Sie das Becken nach vorne. Dabei müssen Sie Ihre Bauchmuskeln spannen, um das Steißbein lang nach unten und vorn zu ziehen, bis das Kreuzbein den Ball berührt.

③ Atmen Sie beim Zurückkippen des Beckens durch die neutrale in die Hohlkreuzposition aus. Lassen Sie die Bauchmuskeln angespannt, um den Rücken zu unterstützen. Wiederholen Sie dies sechs Mal.

Rund und Bogen

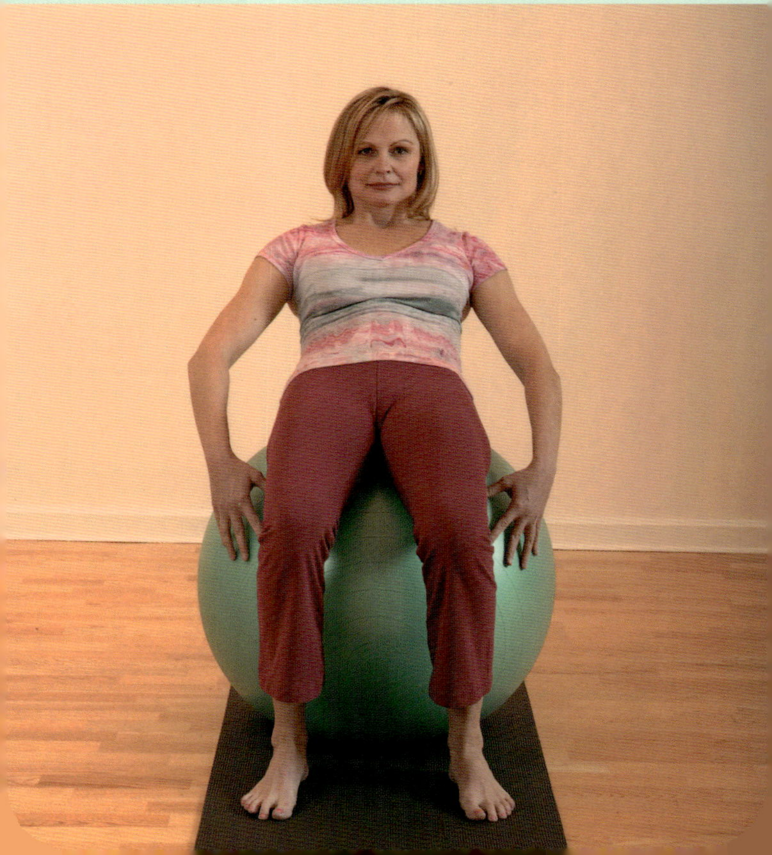

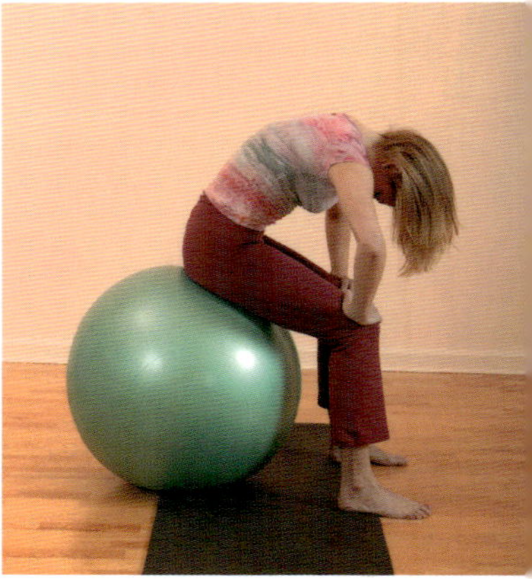

Machen Sie Ihren Körper weniger rund, wenn Sie Mühe haben die Balance zu halten. Gehen Sie langsam und gleichmäßig voran, so erzielen Sie die besten Ergebnisse.

ZIEL: Entspannt und dehnt den Rücken und den Nacken.

① Setzen Sie sich aufrecht auf den Ball, legen Sie die Hände auf die Oberschenkel.

② Ziehen Sie Ihre Wirbelsäule vom Scheitel an lang. Ziehen Sie die Bauchmuskeln nach hinten und oben und runden Sie den Rücken nach vorn über die Oberschenkel. Der Ball darf dabei leicht nach vorn rollen. Lassen Sie den Kopf sinken und schauen Sie auf den Boden.

③ Rollen Sie Ihre Wirbelsäule Wirbel für Wirbel vom Lendenwirbel bis zum Kopf zur Sitzposition auf. Der Ball rollt dabei mit jeder Bewegung etwas nach hinten. Wiederholen Sie die Übung vier Mal.

Ganze Rückenbeugung

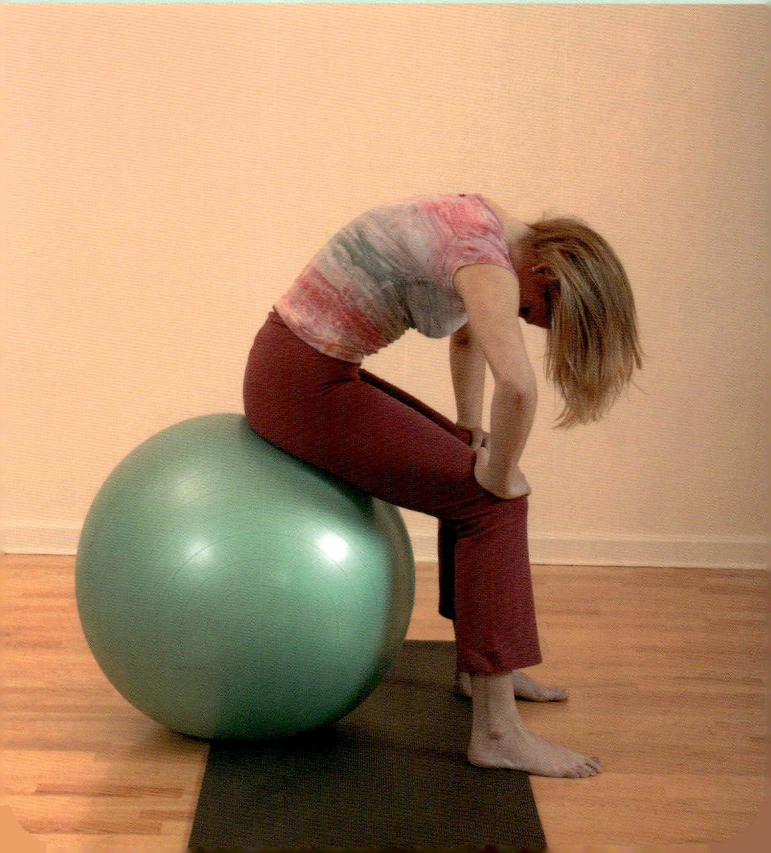

Die richtige Sitzposition

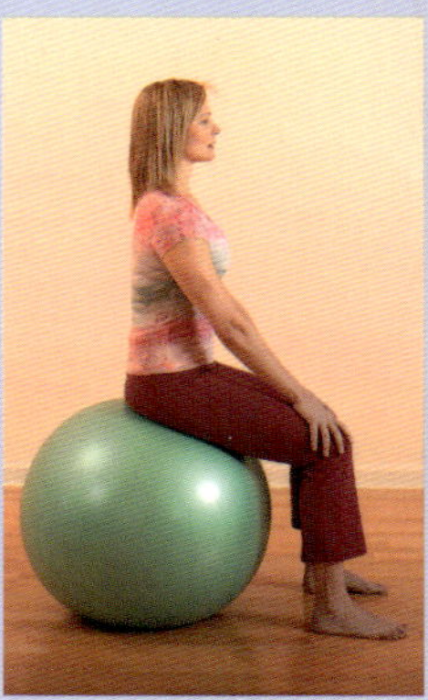

Von der Seite betrachtet sollten Schultern und Hüften aufeinander ausgerichtet sein, Beckenfalte über den Knien, Knöchel unter den Knien. Ihr Gesäß sollte genau unterhalb des Ballscheitels aufsitzen. Das von Kreuzbein und Sitzknochen gebildete Dreibein lässt eine gleichmäßige, entspannte Gewichtsverteilung zu. Weiten Sie den Rumpf, ziehen Sie den Brustkorb nach oben, strecken Sie die Bauchregion und den Rücken. Sinken Sie nicht zusammen. Ziehen Sie sich aus dem Hinterkopf heraus nach oben und verlängern Sie so den Nacken.

Die richtige Bauchlage

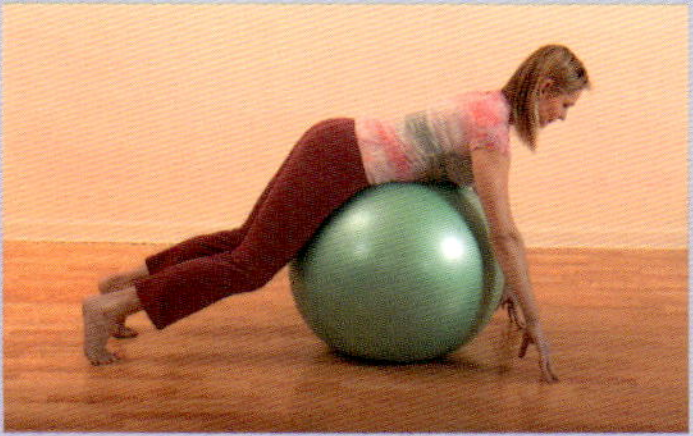

Die Bauchlage ermöglicht das Kräftigen der Körperrückseite – der Muskeln im Rücken und entlang der Wirbelsäule sowie der hinteren Beinmuskeln. In der richtigen Bauchlage ist das Becken neutral, der Brustkorb befindet sich genau hinter dem Ballscheitel. Kein Rundrücken, der Nacken ist lang, die Schulterblätter gleiten sanft den Rücken hinunter. Dies ermöglicht die Kontrolle der Armposition und stabilisiert die Schultern. Die Beine sind gebeugt, Oberschenkel gegen den Ball gelehnt. Dehnen Sie sich vom Fußballen bis zum Spann, vermitteln Sie damit den Oberschenkelrückseiten ein hochgezogenes Gefühl. Ihr Gewicht sollte gleichmäßig auf alle Zehen verteilt sein. Spannen Sie die Gesäßmuskeln an. Ziehen Sie den Bauchnabel nach oben und innen, um den Raum zwischen Brustkorb und Becken zu weiten. Spannen Sie die Rückenmuskeln und entspannen Sie die Hüftbeuger.

Die richtige Rückenlage

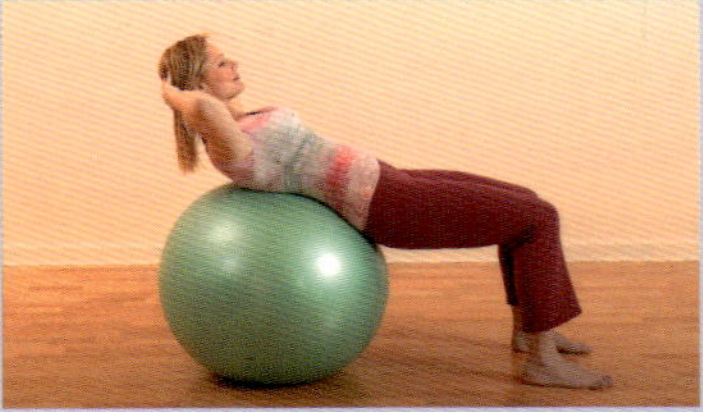

Wenn der Ball sich an die Wirbelsäule anschmiegt, fällt es leichter, die richtige Form beizubehalten. Statt auf einem harten Holzboden befinden Sie sich in einer neutralen Position, in der die Bauchmuskulatur die Arbeit tun kann. Sie müssen weniger wiederholen und sehen schneller Ergebnisse.

Laufen Sie aus der Sitzhaltung langsam, von den Händen unterstützt, mit den Füßen nach vorn, bis der untere Rücken auf dem Ball ruht. Nehmen Sie die Hände zur Entspannung des Nackens nach hinten. Die Knöchel müssen unter den Knien ausgerichtet sein, Oberschenkel parallel nebeneinander und zum Boden. Drücken Sie den Brustkorb in den Ball, ziehen Sie den Hinterkopf zur Zimmerdecke. Weiten Sie den Bereich zwischen den Schulterblättern, lassen Sie den Brustkorb zum Becken wandern, Blick nach vorn.

Die richtige Seitenlage

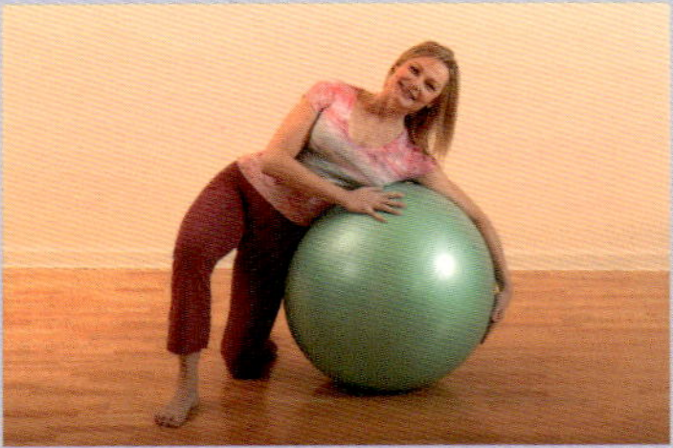

Das ist eine der verzwicktesten Positionen, denn eine seitliche Beugung ist im Alltag eher selten. Umarmen Sie aus dem Knien den Ball, der Ellbogen des auf dem Ball liegenden Arms zeigt Richtung Zimmerdecke. Versuchen Sie, sich zu heben und den Brustkorb über den Ball zu bringen. Beugen Sie das äußere Knie, stellen Sie den Fuß vor sich. Legen Sie die äußere Hand auf den Ball. Versuchen Sie, wenn Ihr Körper sich an die Haltung gewöhnt hat, beide Hände hinter den Kopf zu bringen.

Drei Schlüsselvorstellungen

Es gibt drei Schlüsselvorstellungen, die diese Ballübungen einzigartig machen:

1. **Dreidimensionale Bewegung.** Die instabile Oberfläche des Balls zwingt Ihren Körper, die Haltungsmuskeln rund um den Rumpf miteinzubeziehen, dadurch wird die Wirbelsäule länger und beweglicher und Sie erhalten einen längeren und schlankeren Rumpf.
2. **Dynamische Beweglichkeit.** Der Ball entwickelt, indem er in allen Übungen beides anspricht, die subtile Balance zwischen Kraft und Beweglichkeit. Denken Sie während der einzelnen Übungen daran, dass, auch wenn der trainierte Teil des Körpers und der Muskeln arbeitet, die Gegenseite stets für Balance sorgt. Dies führt zu Beweglichkeit und Funktionalität innerhalb der Muskeln. Diese Art von Training ist bewusster, definiert die Muskeln besser und wirkt gegen chronische Verspannungen und Müdigkeit.
3. **Funktionale Bewegung.** Die wichtigste Vorstellung, die Sie sich bei Ihrem Balltraining stets vor Augen halten sollten, ist die, dass der Ball sich bewegt – und das sollten Sie auch tun! Wir werden den Ball als Werkzeug einsetzen, um den Körper propriozeptiv (Wahrnehmungen aus dem Körper vermittelnd) zu trainieren. Denn: Muskeln arbeiten nicht isoliert, auch wenn die Übung sich auf einen besonders konzentriert.

Ballglossar

Ballscheitel: Die Spitze des Balls.

Kern: Die Rumpfmuskeln, darunter die der Wirbelsäule, des oberen und unteren Rückens, der Brust und des Bauches – auch Kraftgürtel oder Powerhouse genannt.

Abwärtsneigung: Füße liegen höher als die Hüften oder die Hüften höher als der Kopf.

Hüftweiter Abstand: Die Füße direkt unter den Hüften ausrichten.

Aufwärtsneigung: Kopf liegt höher als die Hüften oder Hüften liegen höher als Füße.

Neutrale Wirbelsäule: Der untere Rücken ist weder nach vorne gebeugt noch nach hinten gebogen; alle Wirbel sind aufeinander ausgerichtet.

Neutrales Becken: Das Becken ist entspannt, nicht nach vorne oder hinten gezogen.

Kraftgürtel: Auch Powerhouse genannt, siehe auch Kern.

Bauchlage: Mit dem Gesicht nach unten auf dem Ball oder dem Boden liegen.

Schwingen: Ähnelt einem sanften Federn; man kann den Körper auch schwingen, während man ihn dehnt, ohne eine Bewegung zu erzwingen.

Rückenlage: Mit dem Gesicht nach oben auf dem Ball oder dem Boden liegen.

Gewicht heben auf dem Ball

Bewegen Sie sich beim Gewichtheben stets langsam. Bei zu schnellen Bewegungen überlassen Sie die Arbeit dem Schwung. Lassen Sie immer die Gewichte auf dem Boden, bis Ihr Körper richtig auf dem Ball sitzt und sich an ihn schmiegt, insbesondere bei Brust- und Rückenübungen. Trainieren Sie zunächst mit leichten Hanteln – nehmen Sie nicht mehr als 1,5 bis 2,5 Kilogramm. Bei richtiger Bewegung mit den Hanteln spüren Sie mehr und erhalten schnellere Ergebnisse.

Eigene Übungen zusammenstellen

Hier einige Tipps zur Zusammenstellung Ihres eigenen Trainingsprogramms:

1. Überlegen Sie sich, was Sie erreichen möchten. Vielleicht benötigen Sie eine Übungsabfolge von fünfzehn Minuten Dauer, die den ganzen Körper trainiert. Möglicherweise visieren Sie jedoch auch ein bestimmtes körperliches Ziel an, wie den Verlust einiger überflüssiger Pfunde Körpergewichts oder schlankere Beine.
2. Überlegen Sie, welche Bewegungen als Aufwärmübung dienen könnten (leichte Bewegungen, die nach und nach schwerer werden können), welche als Abschluss und welche Übungsabfolge in der Mitte. Vielleicht möchten Sie sich vom Stehen neben dem Ball über das Sitzen auf dem Ball bis zum Liegen auf dem Ball fortbewegen oder von einer Körperseite zur anderen. Möglicherweise wollen Sie auch intensiver trainieren und machen eine oder mehr Übungen in Folge für einen Körperteil.
3. Bleiben Sie nicht einfach beim ersten Trainingsprogramm. Ihr Körper ändert sich nur, wenn die Muskeln regelmäßig überrascht werden. Stellen Sie sich deshalb nach ein bis zwei Wochen jeweils einen neuen Ablauf zusammen. Vielleicht möchten Sie das Programm in umgekehrter Reihenfolge absolvieren oder für die gleichen Muskelgruppen neue Bewegungen dazunehmen. Sie werden feststellen, dass sich Ihr Körper an die Übungen gewöhnt, sodass Sie manche in besserer Form und kontrollierter durchführen können, wenn Sie sie später wiederholen.

Bei den meisten Bällen ist eine Luftpumpe dabei, aber auch eine Fahrradpumpe kann zum Aufblasen benutzt werden. Pumpen Sie den Ball auf jeden Fall richtig fest auf, er kann ohne Weiteres einen Druck von etwa 182 Kilogramm aushalten. Ein wichtiger Punkt, an den Sie beim Aufbewahren des Balls achten müssen, ist die Raumtemperatur. Größere Temperaturänderungen können den Ball schrumpfen oder weiten. Lagern Sie ihn (falls aufgeblasen) in einem nicht zu heißen oder zu kalten Raum.

Möglicherweise fühlen Sie sich beim Sitzen auf einem komplett aufgeblasenen Ball nicht ganz wohl, weil er nicht nachgibt. Wenn Sie ihn nachgiebiger wünschen, was die Balance erleichtert, können Sie etwas Luft herauslassen. Zu Beginn fühlen Sie sich möglicherweise auch wohler, wenn Sie nicht so hoch sitzen. Mit zunehmender Verbesserung der Koordination und Beweglichkeit wird Ihr Körper sich jedoch an den Ball gewöhnen und Sie können ihn fester aufblasen, um höher zu sitzen.

Grundlagen der Körperhaltung

Die richtige Haltung spielt bei allen Bewegungen eine bedeutende Rolle. Die meisten von uns haben Haltungsfehler, die uns daran hindern, richtig zu trainieren. Zu den häufigsten zählen Lordose und Kyphose.

Bei der Lordose ist die untere Wirbelsäule zu stark gekrümmt. Das Körpergewicht liegt zu weit vorn, der Bauch hängt herunter, untere Rückenmuskeln, Gesäßmuskeln, Hüftmuskeln und Hüftbeuger sind verspannt. Bei der Kyphose haben wir eine zu starke Krümmung im mittleren Rücken, ein bei älteren und Osteoporose-Patienten häufiger Fall. Das Becken ist hinter dem oberen Rumpf, der Nacken angespannt, sodass das Kinn nach unten fällt, die Brust ist eingezogen, die Hüftbeuger sind überstreckt.

In der idealen Haltung hält man die natürliche Krümmung im Nacken und im unteren Rücken mithilfe ausbalancierter Kernmuskeln. Das Beckendreieck – zwischen den beiden Hüftknochen und dem Schambein – muss zentriert sein, um die Kernmuskeln zwischen Brustkorb und Becken effektiv zu koordinieren. Die Position wird als neutrales Becken bezeichnet. Ihre Haltung und ihre Muskelbalance wird mit Training, Geduld und Konzentration besser werden. Denken Sie daran – Beständigkeit ist alles.

Originalausgabe: 50 Ways to Work Out on the ball

EVERGREEN is an Imprint of
TASCHEN GmbH

Hohenzollernring 53, D-50672 Köln
www.taschen.com

roduktion der deutschsprachigen Ausgabe:
peker Multimedia, Freiburg (www.opeker-multimedia.de)
bersetzung: Angelika Opeker

Printed in China

ISBN 978-3-8228-2879-3

Rückenmuskeln, darunter die des oberen, mittleren und unteren Rückens sowie die kleinen Muskeln entlang der Wirbelsäule. Ihr Körper beginnt jede Bewegung aus diesen Haltungsmuskeln heraus.

Wenn man an Bauch und Bauchkraft denkt, hat man oft nur den größten, stärksten und oberflächlichsten Muskel im Sinn, den geraden Bauchmuskel. Deshalb beugt man sich dann nur nach vorn. Dies ist jedoch aus zwei Gründen problematisch.

Erstens wird der Rücken mit zunehmendem Vorwärtsbeugen schwächer. Zweitens verkürzt all die Bewegung in eine Richtung die Muskeln und führt zu einem harten Buckel im Bauch. Wenn wir uns jedoch auf der Grundlage der Dreidimensionalität der Kernmuskeln bewegen, entwickeln wir echte Kraft und sorgen dafür, dass der Körper sich streckt und schlank wird, ohne möglicherweise den Rücken zu schädigen.

Wenn Sie die Pilates-Methode richtig erlernen möchten, müssen Sie sich konzentriert und bewusst an die Arbeit machen. Dies gilt auch für das Balltraining. Bei regelmäßigem Training genießen wir die geistige Entspannung ebenso wie die dadurch vermittelte gute Figur. Aufgrund der instabilen Balloberfläche müssen Sie im Interesse der Stabilität aktiv an diese Muskeln denken. Nur mit Konzentration bleiben Sie auf dem Ball!

Es braucht Übung und Geduld für diese Technik. Es geht nicht nur um einen Kurs, es geht um die Schulung Ihres Körpers. Wenn Sie dieses Balltraining regelmäßig und konzentriert durchführen, werden Sie einen lebendigen, langen und schlanken Körper voller Energie erhalten.

Wie man die richtige Ballgröße wählt

Zunächst müssen Sie sicherstellen, dass der Ball für Ihre Körpergröße passt. Wenn Sie mit gebeugten Knien auf dem Ball sitzen, müssen die Oberschenkel parallel zum Boden sein. Die Knie müssen gerade über Ihrem zweiten Zeh ausgerichtet sein und die Hüftknochen in gerader Linie zu Ihren Kniescheiben. Bei einer Körpergröße von unter 1,65 m sollten Sie einen 55-cm-Ball wählen. Voll aufgeblasen sollte der Ball etwa 53 cm hoch sein. Bei einer Körpergröße von 1,68 m bis 1,82 m sollten Sie einen 65-cm-Ball nutzen, der aufgeblasen 63,5 cm hoch ist.

Wozu brauche ich den Ball?

Wenn man sich heute in Fitness-Centern, physiotherapeutischen Einrichtungen und Pilates-Studios umschaut, sieht man Ständer mit Gymnastikbällen jeder Größe. Das liegt daran, dass sich durch Balltraining beachtliche Erfolge erzielen lassen. Bälle sind einfach einzusetzen und bieten Anfängern genauso wie Fortgeschrittenen gute Trainingsreize. Viele ändern dank des unkomplizierten Stützutensils sogar Ihre Trainingsprogramme – sie machen Bauchmuskelübungen, Hanteltraining sowie Yoga und Pilates auf dem Ball!

Balltraining wirkt deshalb nachhaltig, weil es das Bewusstsein für die körperliche Balance stärkt und so hilft, Funktionalität und Beweglichkeit zu verbessern. Die instabile Balloberfläche ist die beste Grundlage zur Erfahrung von Haltungsfehlern und deren Korrektur. Da man auf dem Ball arbeiten muss, um in Balance zu bleiben, wird der Körper umfassender trainiert. Dabei werden eine Reihe schwacher, weniger gebrauchter Muskeln eingesetzt. Anders gesagt, wenn Sie etwa Liegestütze auf dem Ball machen, dann kräftigen Sie nicht nur Ihren Trizeps, Ihre Brust- und Rückenmuskeln. Sie fügen dem Training Stabilisierungselemente hinzu, wobei Sie die Bauch- und unteren Rückenmuskeln sowie Ihre kleineren, stützenden Muskeln einsetzen. Jedesmal, wenn Sie die Ausführung einer Übung ändern, werden die Muskeln dazu angeregt, stärker zu arbeiten.

Pilates und Balltraining

Wenn Sie sich auf dem Ball nicht gerade halten können, dann können Sie kein Training richtig durchführen. Die Fähigkeit zur Balance bedeutet, dass die wichtigsten Muskeln Ihres Körpers – Ihre Kernmuskeln – stark und belastungsfähig sind. Diese Muskeln müssen immer zusammenarbeiten können – in Ihren Alltagsaktivitäten genauso wie beim Sport.

Die fortschreitenden Pilates-Übungen lehren Haltungsbewusstsein, korrigieren muskulär bedingte Instabilität und legen die Grundlagen für das Balltraining. Die Pilates-Technik regt den Geist an, macht den Körper wach und hilft Ihnen, den körpereigenen „Kraftgürtel“, den Kern, zu verstehen. Der Kraftgürtel bezieht sich auf das dreidimensionale Körperzentrum, das Schwerkraftzentrum – Brustmuskeln, Bauchmuskeln und